冠動脈疾患治療のための
ロータブレーター実践ガイド

合併症の予防と対策

著｜坂倉建一　自治医科大学附属さいたま医療センター循環器内科　准教授

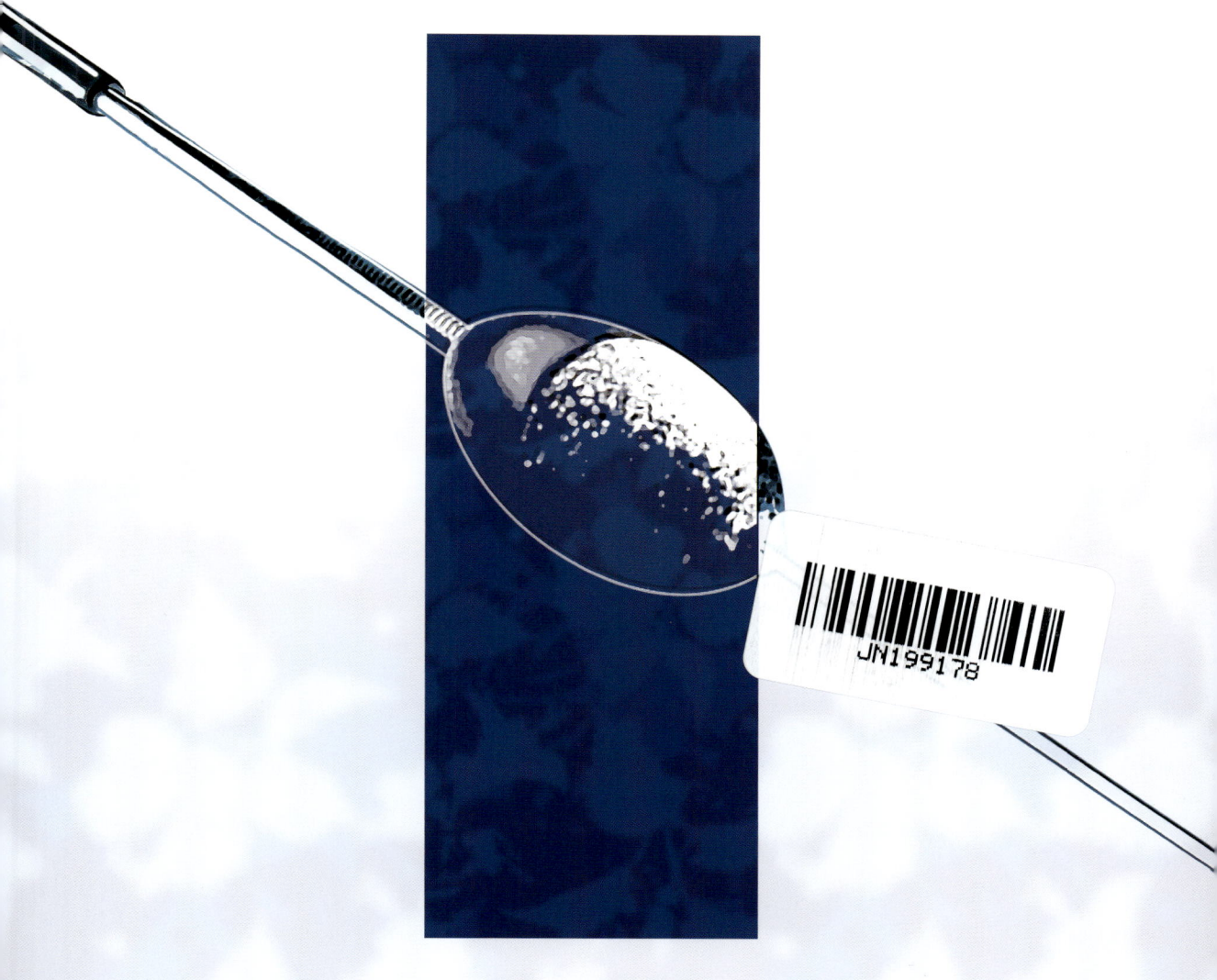

文光堂

はじめに

　ロータブレーターは経皮的冠動脈形成術（percutaneous coronary intervention：PCI）において，高度石灰化病変を治療するためのデバイスです．その有用性は広く知られていますし，「ロータブレーターがないと治療不可能な病変」があることはPCIに携わる術者間での共通認識であると思います．一方で，ロータブレーターには「合併症が多い」，「合併症が重篤」といった負のイメージがあるのも事実です．私はロータブレーターの合併症をゼロにすることはできないが，正しい知識や安全なstrategyを取れば，合併症発生を大幅に減らすことができると思います．そして正しい知識があれば，合併症が発生しても落ち着いて対応することが可能ではないかと思います．一方で，自分自身の行うロータブレーター手技にもまだまだ課題を感じており，どうすればもっと安全にロータブレーターを使うことができるのかをいつも考えてきましたし，今も考えています．ですので，本書はどうすればロータブレーターを安全に行うことができるかということにこだわって，執筆させていただきました．

　元来，ロータブレーターは石灰化病変に対するefficacyを求めるデバイスだと思いますが，私の中では常に「safety＞efficacy」です．もっと具体的に言うと，常に血管穿孔とバースタックを恐れつつ，穿孔させないように，バーをスタックさせないように慎重にロータブレーターを行っています．もし，読者の方が特別なテクニックを期待して本書を手に取っていただいたとしたら，私には特別なテクニックがあるわけではないので，期待外れに終わる可能性が高いでしょう．しかし，安全にロータブレーターを行うための考え方や工夫をこれまで発表してきた英文論文に用いた図やオリジナルのシェーマを用いて，できる限り詳細に盛り込みました．そういった考え方や工夫は特にロータブレーターをこれから始める先生やまだ経験の浅い先生にとって役に立つと考えています．

　本書を執筆することができたのは，上司の藤田英雄教授が出版社である文光堂に私を強く推薦してくださったのがきっかけです．病院長でもある百村伸一教授からは学術活動を含めて常にサポートしていただいています．埼玉メディカルセンター副院長の久保典史先生からはPCIおよびロータブレーターの基礎を教えていただきました．そして日々のロータブレーターを安全に行うことができたのは自治医科大学附属さいたま医療センターのスタッフ（循環器内科医師，臨床工学技士，放射線技師，カテ室看護師）の暖かいサポートのおかげです．この場を借りて，心から感謝申し上げます．

平成30年9月

坂倉　建一

目　次

■ 主な略語一覧

略　語	欧　文	和　文
AMI	acute myocardial infarction	急性心筋梗塞
CABG	coronary artery bypass grafting	冠動脈バイパス術
CAU	caudal	尾側
CTO	chronic total occlusion	慢性完全閉塞病変
CVIT	Japanese Association of Cardiovascular Intervention and Therapeutics	日本心血管インターベンション治療学会
ECMO	extracorporeal membrane oxygenation	体外式膜型人工肺
Fr	French	フレンチ（カテーテルの外径）
IABP	intra aortic balloon pumping	大動脈内バルーンパンピング術
IVUS	intravascular ultrasound	血管内超音波検査
LAD	left anterior descending artery	左冠動脈前下行枝
LAO	left anterior oblique	左前斜位
LMT	left main coronary trunk artery	左冠動脈主幹部
MPR	multi planar reconstruction	任意多断面再構成
OCT	optical coherence tomography	光干渉断層法
OMT	optimal medical therapy	至適薬物療法
PCI	percutaneous coronary intervention	経皮的冠動脈形成術
PCPS	percutaneous cardio pulmonary support	経皮的心肺補助（V-A ECMOとほぼ同義）
POBA	percutaneous old balloon angioplasty	経皮的バルーン血管形成術
RAO	right anterior oblique	右前斜位
RCA	right coronary artery	右冠動脈
RCT	randomized controlled trial	ランダム化比較試験
TIMI	thrombolysis in myocardial infarction trial	冠動脈造影において冠動脈の血流を評価する基準
V-A ECMO	veno-arterial ECMO	体外式膜型人工肺

ロータブレーターシステムおよび実際の手技について

Point

◆ ロータブレーターは術者が操作をするアドバンサー部分と介助者が操作をするコンソールからなる．機械であるため，手技ごとの動作確認が重要である．
◆ RotaWire™ は操作性があまりよくないため，通常のワークホースワイヤーで病変を通過させてから，マイクロカテーテルを用いて RotaWire™ に交換するのがよい．
◆ バーを病変部に持ち込んだり，体外に抜去するのは地味な作業であるが非常に重要であり，これらの作業に習熟することが合併症を減らすことに役立つ．

1 ロータブレーターシステム

まず，ロータブレーター Rotablator™（Boston Scientific）は図1のようなロータブレーターコンソールと実際に術者が操作をする図2のロータブレーターアドバンサーから成る．アドバンサーの先端部分であるバーは取り外し可能で，海外ではバーサイズアップの際に取り外して変更することもあるが，わが国では，現在は交換用のバーは単品としては販売されていないた

め，バーサイズアップの際にはアドバンサーごと交換することになる．バーは透明の drive shaft sheath に覆われており（図3），金属のバーと drive shaft sheath の隙間からロタカクテルなどの液体が出るようになっている．実際のアドバンサーとコンソールの接続の仕方などは，本書よりも添付文書等を参照されたい．

図1 ロータブレーター
コンソール

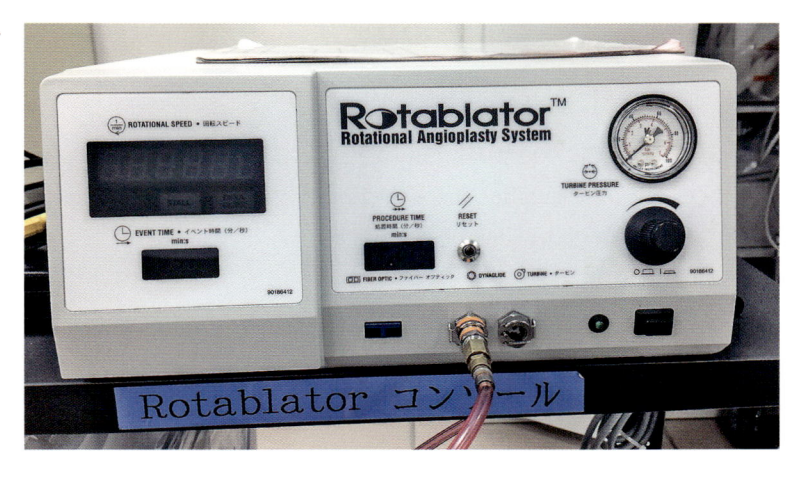

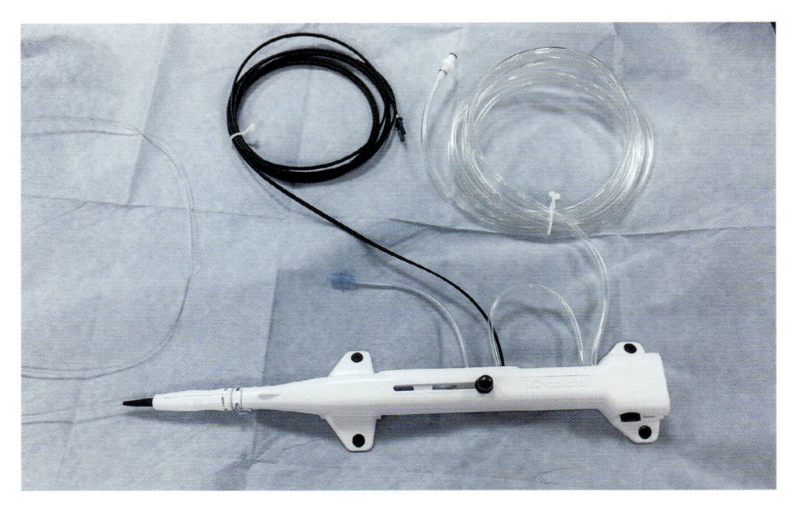

図2 ロータブレーター
アドバンサー

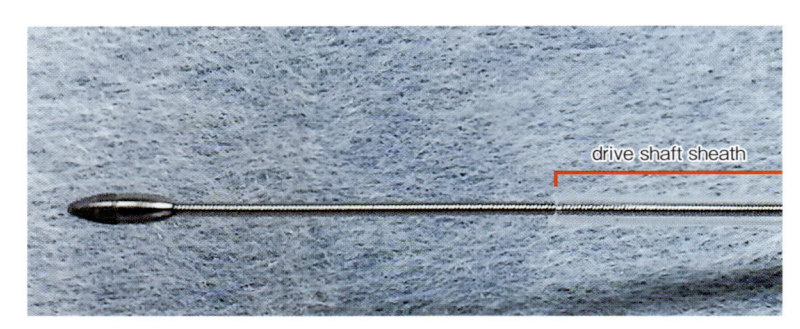

図3 バーとdrive
shaft sheath

drive shaft sheath

2 ロータブレーターの実際の手技

a RotaWire™の選択とその進め方

1. ロータブレーターの概要

ロータブレーターは通常の0.014inchのガイドワイヤーでは不可能で，RotaWire™ Floppy（Boston Scientific）もしくはRotaWire™ Extra Support（Boston Scientific）を用いて行う．RotaWire™ Floppyは全長330cmであり，ガイドワイヤーの太さは0.009inch，先端のリボンの部分は2.2cmでこの部分だけ0.014inchとなっている（図4）．RotaWire™ Extra Supportも全長330cmで，ガイドワイヤーの太さが0.009inchであるが，先端のリボンの部分は2.8cmでこの部分だけ0.014inchとなっている（図5）．なぜか，少しだけRotaWire™ Extra Supportのほうが先端のリボン部分が長い（図6）．さらにRotaWire™ Floppy，RotaWire™ Extra Supportのいずれにも附属品として，WireClip™ Torquerがついている（図7）．これはRotaWire™を操作する際のトルカーとして使えるほか，ガイドワイヤーのスピン防止やアドバンサーに固定することでブレーキボタンを解除することもでき，さまざまな役目があるので重要である．ワイヤーを袋から取り出す際にあ

図4 RotaWire™ Floppy の仕様

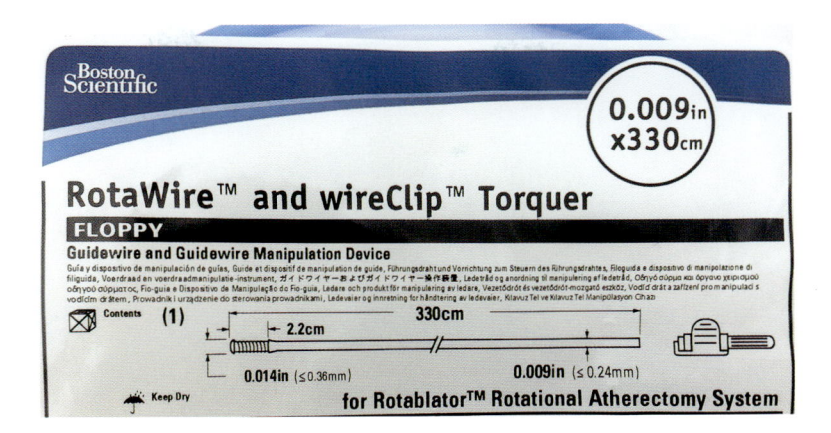

図5 RotaWire™ Extra Support の仕様

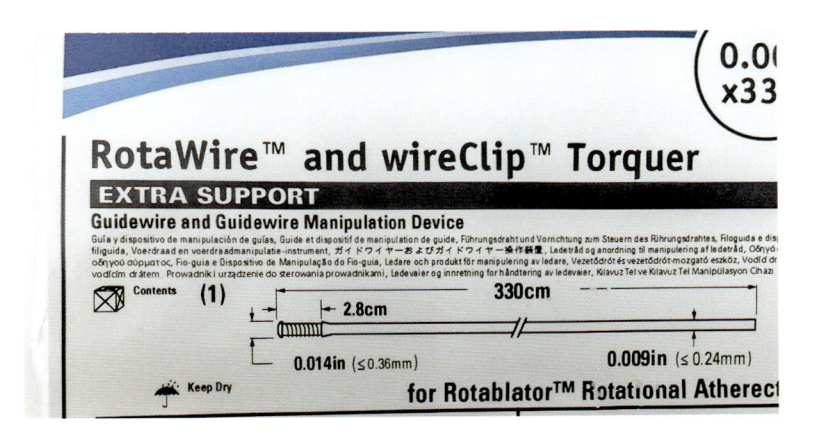

図6 RotaWire™ Floppy と RotaWire™ Extra Support

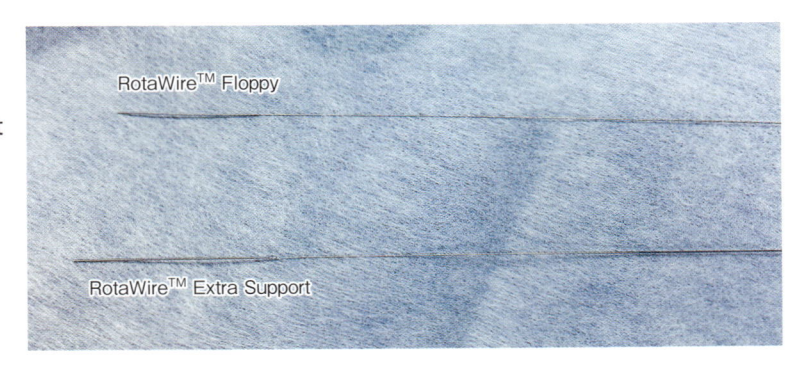

まり注意をしていないと，助手の先生が落としたり，捨ててしまったりすることがあるので注意が必要である．

2. ロータブレーター施行にあたっての注意点

ロータブレーターを施行するには，Rota Wire™が標的病変を越えていないと不可

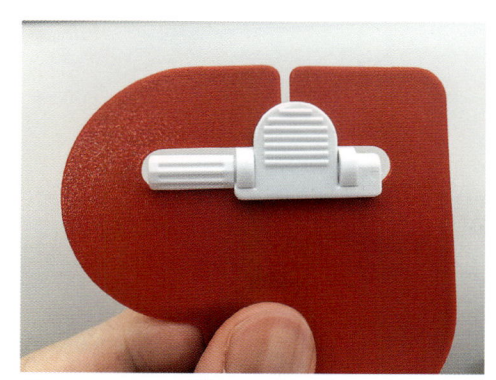

図7　WireClip™ Torquer

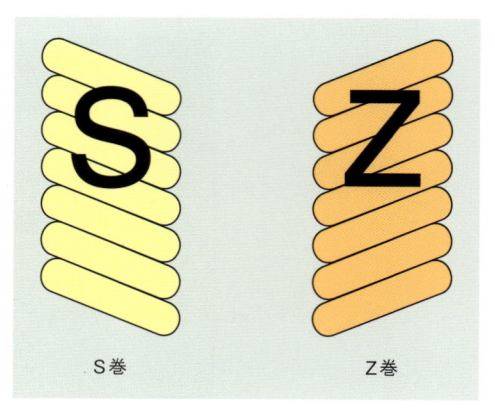

図8　S巻とZ巻

能であるが，RotaWire™を直接操作して病変を通過させるのではなく，通常のSION blue（朝日インテック）などのワークホースワイヤーで病変を通過させてから，マイクロカテーテルを用いてRotaWire™に交換することを強く推奨する．

　理由は2つある．1つはRotaWire™の操作性が通常のワークホースワイヤーに比べて劣るからである．通常のワークホースワイヤーなら1分で通過する病変も，RotaWire™だと何倍も時間がかかることがある．もう1つの理由は，RotaWire™の操作自体をできるだけ減らして，RotaWire™をfreshな状態にしておくことがその後の手技に影響するからである．

　RotaWire™の先端のリボンの部分はZ巻構造になっている（図8）．Z巻のコイルの先端が末梢でトラップされた際に時計方向の回転を加えるとガイドワイヤーがたわんだ状態になる．一方で，反時計方向の回転を加えるとガイドワイヤーが締め付けられた状態になり，断裂のリスクが上がる．先端リボンがたわんでしまうこと，断裂してしまうことはいずれも避けたいが，

RotaWire™のようなトルクレスポンスが悪いワイヤーを長時間操作するとどうしても先端リボンにストレスがたまる可能性がある．したがって，RotaWire™へのトルク操作自体を極力減らすことが，手技中のガイドワイヤー断裂等を予防するにあたって重要と考えている．したがって，筆者はたとえ，病変の形状がシンプルでRotaWire™を通過させることは比較的容易と思われる場合でも，全例マイクロカテーテルを用いるようにしている．

3. RotaWire™ FloppyとExtra Supportの使い分け

　どんなときに，RotaWire™のFloppyを用いるか，Extra Supportを用いるかは比較的難しい問題である．国内のエキスパートといわれる術者の間でもあまり統一した見解はないと思われるが，Floppyをfirst choiceにしている先生のほうが多い印象である．簡単に言えば，その名の通り，Floppyは柔らかく，蛇行血管であれば，蛇行した血管走行に沿いやすい．Extra Supportは硬く，蛇行血管であれば，むしろ直線化させてしまうことが多い．ただ，

「柔らかいといっても，どれくらい柔らかいのか」や「硬いといっても，どれくらい硬いのか」はあまり知られていない．参考までに，SION blueと体外で比べてみると図9のようになる．これは，RotaWire™ Extra Support，Floppy，SION blueの先端に22Gサーフロー針の外筒を挿入し，ワイヤー先端を鋭角的に曲げて外筒が落ちないようにし，その外筒の重みでどの程度ガイドワイヤーがしなるのかを比較したものである．きちんとしたbench testというよりは，手作りの即席テストであるため，どれくらいの精度があるかは不明であるが，FloppyがSION blueよりもサポート性が低く，Extra SupportがSION blueよりもサポート性が強いということをある程度示していると思われる．一般的にFloppyはExtra Supportに比べて大彎側へ行きやすく，Extra SupportはFloppyに比べて小彎側へ行きやすい．したがって，図10のような病変の場合にはFloppyからExtra Supportへの変更が有効になる[1]．一方で，Floppyであっても十分に冠動脈末梢までワイヤーを持ち込むことで，全体としてのサポート力が上がり，かつ小彎側に寄るためにExtra Supportに近い効力を得ることができる（図11）．また，一部のエキスパートの術者はExtra Supportを意図的

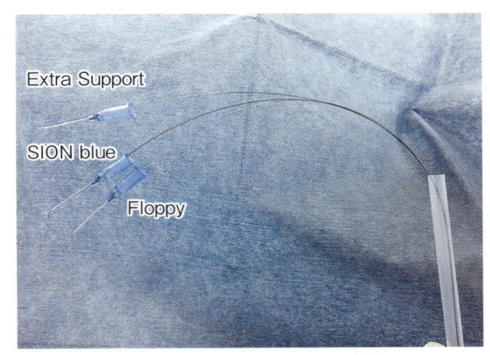

図9 SION blue，RotaWire™ Floppy，Extra Supportの比較

図10 FloppyからExtra Supportへの変更が有効な病変
（Sakakura K, et al. Cardiovasc Revasc Med 2018；19：286-291.より許可を得て転載）

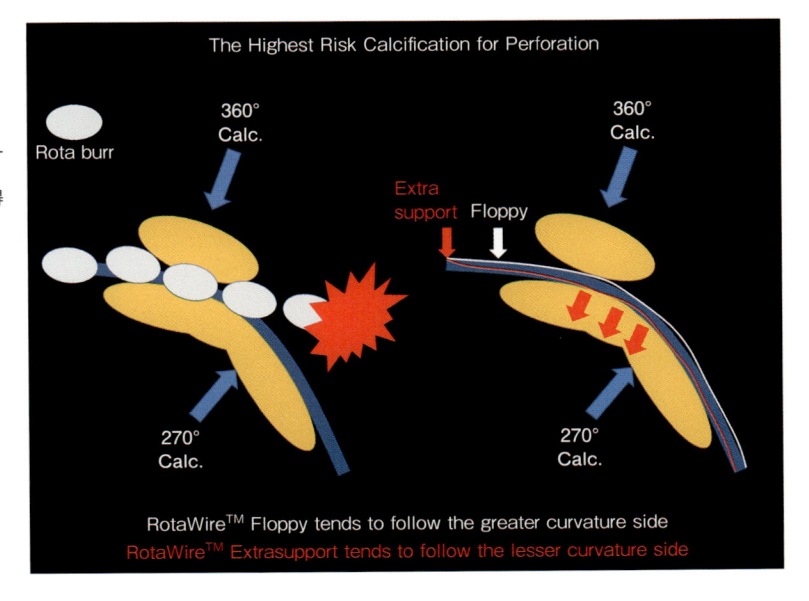

に浅くすることで，大彎側のアブレーションを可能にしたりする．ただ，筆者自身はExtra Supportのバイアスを変える目的でワイヤーをわざと浅くするという手技は，ワイヤーが抜けるなどのリスクが高く，行わないことにしているし，初級者にはお勧めできない．

b バーを病変部手前に持ち込む

1. 体外での回転数テスト

RotaWire™を冠動脈末梢まで通過させたら，次に行うことは体外での回転数のテストである．体外での回転数テストの意義は回転数を目標回転数に調整すること，および機械の不測の故障や不具合を体内に入れる前に確認することにある．回転数の調整は最終的に冠動脈の標的病変の手前に持ち込んでから行うことになるが，冠動脈に入れた後で機械の不具合が判明すると困るので，事前に行っておくことをお勧めする．ただ，この回転数のテストにあまり時間をかけるとRotaWire™の同じ部位に摩擦熱が滞ることになり，RotaWire™の保護の点からは好ましくないと思っている．目標回転数が18万回転のときにぴったりと18万回転にする意義は乏しく，短時間で17万5,000〜18万5,000回転程度の間に調整できれば良しと考え，早々に回転数テストを切り上げる．

なお，ロータブレーターにおける適切な回転数はどのくらいであろうか？添付文書上は14万〜19万回転にするよう指示されており，ヨーロッパのexpert consensus reportでは13万5,000〜18万回転が推奨されている[2]．日本では通常回転数（16万〜18万回転），超低速回転（14万回転以下），超高速回転（19万以上，場合によっては

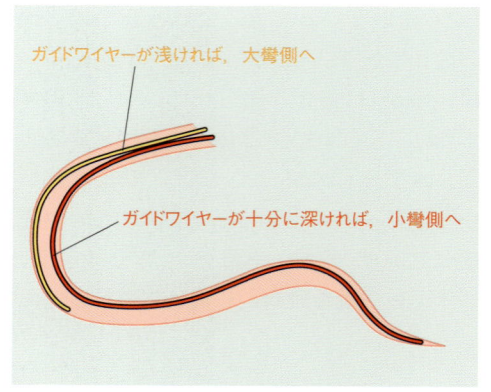

図11　ガイドワイヤー自体の特性

max回転）に分かれている印象である．筆者らは14万回転と19万回転の無作為化試験で14万回転にはslow flow抑制効果がないことを示したので[3]，超低速回転は行っていない．一方で，筆者らは以前，20万回転以上のmax回転をしばしば行っていた．理由としては，基本的に回転数が早ければ早いほど切削力，通過力に優れることは物理学上予測されること，および超高速回転のデメリットを特に思いつかなかったからである．しかし，最近になって超高速回転中はたとえWireClip™ Torquerを使用していても，RotaWire™が回転することがあるという潜在的なリスクに偶然，気が付いた．簡単なbench testであるが，RotaWire™ Floppyを用いて，バー1.5mmで14万回転とmax回転，バー2.15mmで14万回転とmax回転として，すべてWireClip™ Torquerがついている状態であるが，どれくらいRotaWire™が回ってしまうかを比較した（図12）[4]．実際の動画は論文サイト（日本心血管インターベンション治療学会（CVIT）の会員の方は会員サイトから入ると全文および動画が閲覧可能）

図12 バー1.5mmと
バー2.15mm
における14万
回転とmax回
転を比較した
bench test
（Sakakura K, et al. Cardio-
vasc Interv Ther 2018；
DOI：10.1007/s12928-
018-0526-9.より許可を得
て転載）

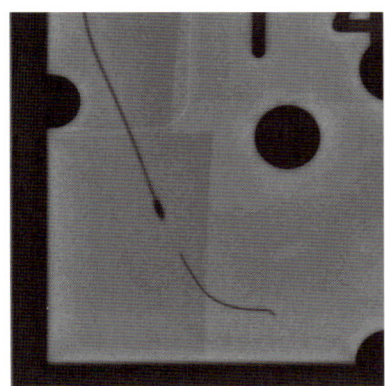
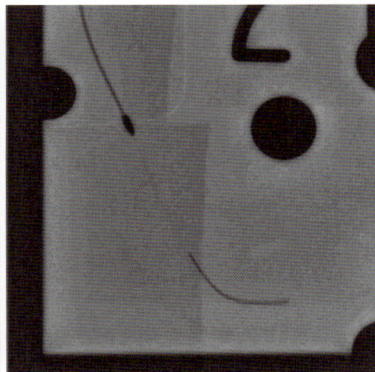

バー 1.5 mm. 14万回転　　　　　　バー 1.5 mm. max回転

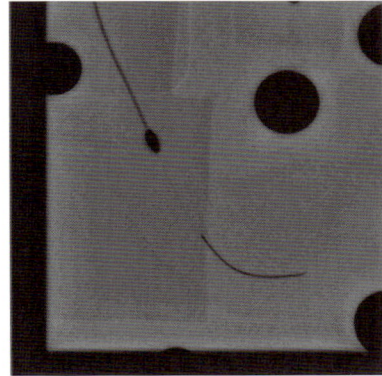
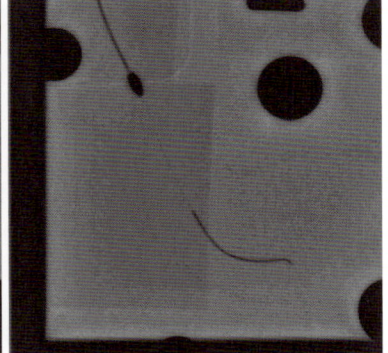

バー 2.15 mm. 14万回転　　　　　　バー 2.15 mm. max回転

を見ていただくしかないのであるが，バー2.15mmとmax回転の組み合わせはワイヤー先端がクルクルと回っており，バー1.5mmとmax回転もある程度ワイヤー先端が回っている．一方で，バー1.5mmと14万回転の組み合わせだとワイヤーはほとんど動じない[4]．本来，アドバンサー内の内部ブレーキとWireClip™ Torquerの働きで高速回転中のRotaWire™は固定されており，回転しないはずである．しかし，max回転だとおそらく回転力が強すぎて内部ブレーキとWireClip™ Torquerの力だけでは抑えきれないのだと考える．本来生じないと考えられていたRotaWire™のmax回転中の回転は好ましくない．結果として，RotaWire™が回転するということは図13のようなガイドワイヤー断裂のリスクがある．したがって，筆者らは超高速回転にもやはりデメリットはあり，ロータブレーター自体が機械であることも考慮し，メーカー推奨の14万～19万回転以内にするようにしており，デフォルトは16万～18万回転に設定している．もちろん，バーの通過に難渋するときなどに回転数をある程度上げることはあるが，max回転にするよりも先にバーのサイズダウンやワイヤーの交換（Floppy→Extra Support，Extra Support→Floppy）など他の

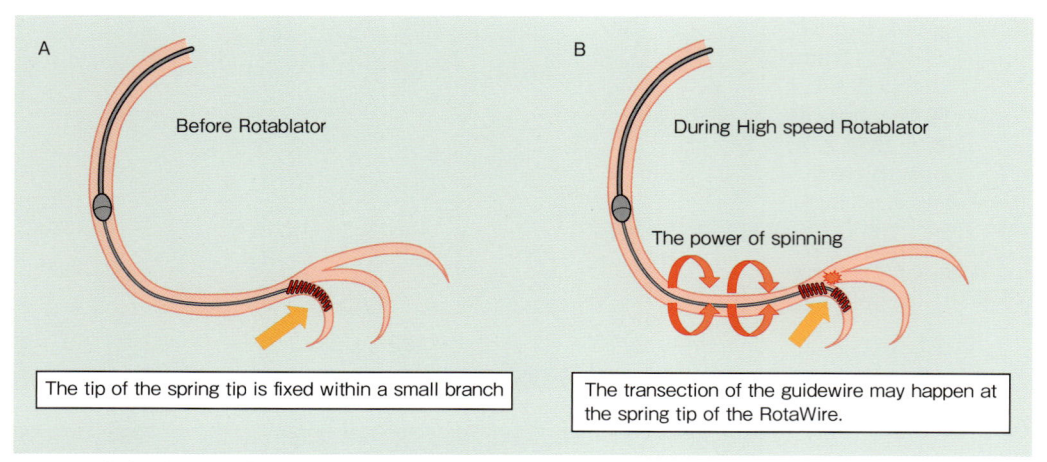

図13 高速回転中にガイドワイヤーが回転するリスク

手段を優先的に試みている.

　次いで，バーを適切に病変部の手前まで持ち込むことになる．この作業は地味であるが，非常に重要であり，その後のロータブレーターの成否を大きく左右する．また，実際にうまくいかないことも多い．筆者も以前はいろいろな理由でこの部分がうまくいかずに，RotaWire™がしばしば抜けてくる（浅くなる）ことになった．しかも悪いことに，その抜けてきたRotaWire™のポジションのままで，その後の手技を行っていた．あまり大きな合併症につながらなかったのはおそらく運が良かっただけであろう．したがって，今はこの部分を大切にしている.

　以下，うまくバーを病変に持ち込むポイントを**表1**に示す.

2. バーサイズとガイドカテーテルの口径差

　まず，バーサイズとガイドカテーテルの口径差は重要である．単純なスペック上の理屈では6Frガイドカテーテルでバー1.5mmはもちろん，バー1.75mmまで通

表1 バーをうまく病変に持ち込むポイント

1. バーサイズとガイドカテーテルの口径差を考慮し，できる限り7Fr以上のガイドカテーテルを用いる

2. ガイドカテーテルの同軸性を重視する．冠動脈の屈曲部を越えるにはある程度の勢い（速度）が必要である

3. 標的病変の手前に50％狭窄がある場合には，バーのスタックを予防するために，その50％狭窄よりもさらに手前にプラットホームを置く

過できる．しかし，実際にはガイドカテーテルは患者の体内でさまざまな屈曲を形成しているため，6Frに1.75mmのバーだと抵抗が生まれやすくなる．ロータブレーターのバーは**図14**のように楕円体（1.25mmだけでなく，1.5mm，1.75mm，2.0mmも楕円体である）かつ非常に硬いため，屈曲部を通過するときには大きな抵抗が生じる[5].この抵抗部分でバーを押しこめば，作用反作用の法則でRotaWire™は抜けてくることになる．したがって，筆者はスペック上

の理屈とは関係なしにロータブレーターにおける最小のガイドサイズを7Frとして，ロータブレーターを行っている．7Frで1.5mmのバーであれば，ガイドカテーテル内の抵抗はよほどの屈曲等がない限り，大きなものではないためストレスなくガイドカテーテル内を進めやすい．

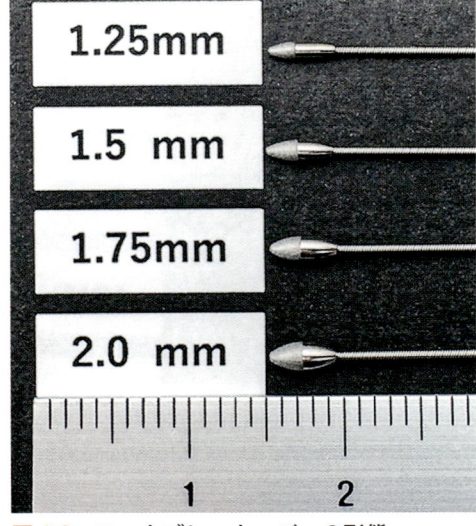

図14　ロータブレーターバーの形態
（Sakakura K, et al. Int Heart J 2017；58：279-282. より許可を得て転載）

3．ガイドカテーテルの同軸性

　次に重要なのはガイドカテーテルの同軸性である．ガイドカテーテルの軸と冠動脈の軸が合っていないと，ガイドカテーテルから冠動脈に入る際に大きな抵抗を生じ，その抵抗を超えようとバーを無理に押すことで，作用反作用の法則からRotaWire™が抜けてくることになる（図15）．しばしば経験するのは，最初にガイドカテーテルを挿入した際にはきちんと同軸性が確保されていたにもかかわらず，RotaWire™への交換やバーをYコネクターを通過させる際に押したりすることで，ガイドカテーテルが外れかけ，同軸性が失われていることがある．これは気が付きさえすれば，少しRotaWire™を引っ張りながらガイドカテーテルを押し込めば容易に修正できるが，気付かずに手技を続行すると後に大きな抵抗となる．また，いくらガイドカテーテルがLMTと同軸であったとしても，病変がLAD 中間部の場合にはLMTからLAD近位部へ分岐する際に大きな屈曲があれば，そこが抵抗となる（図16）．LMTおよびLAD近位部に病変（50％未満の軽

図15　ガイドカテーテルの同軸性：左冠動脈spider viewの場合

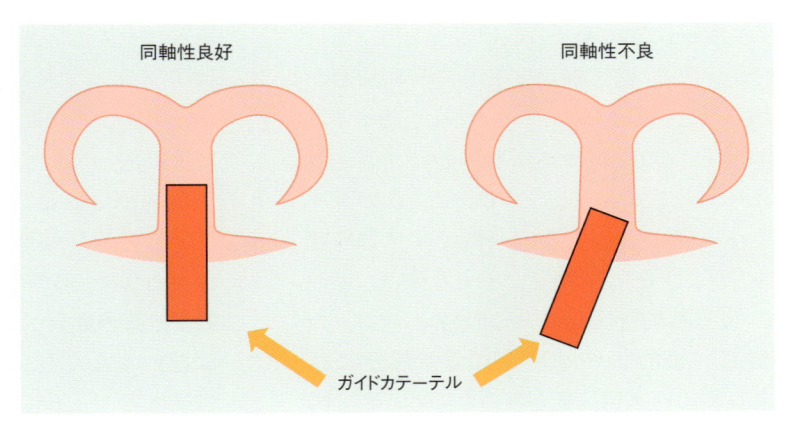

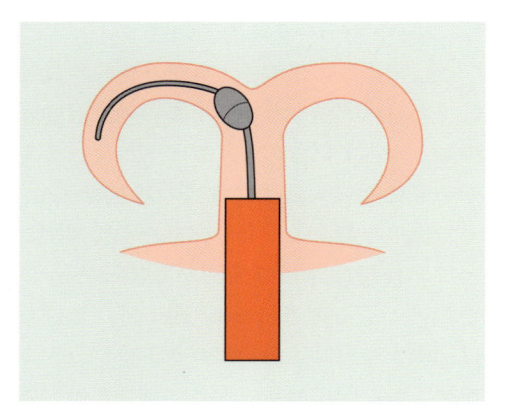

図16 LMTからLADへ分岐する際の屈曲

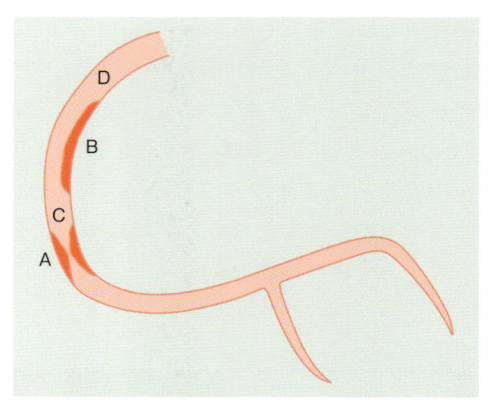

図17 標的病変の手前に軽度から中等度病変がある場合

度の病変も含む)がないのであれば，このLM-LADの屈曲は時間をかけずに一気に越えるほうがよい．こういった屈曲部はゆっくり行こうとすると抵抗があるため，徐々にRotaWire™が抜けてくる．ただし，この一気に越えるという方法はあくまでも病変がないという前提であり，少しでも病変があるのなら，その病変手前に(場合によってはガイドカテーテル内)にプラットホームを置いて，軽くでもアブレーションしておくほうが安全である(バーのスタックを防ぐため)．

4．バーのスタック予防のためのプラットホームの位置

3つ目の「標的病変の手前に50％狭窄がある場合に，バーのスタックを予防するためにその50％狭窄よりも手前にプラットホームを置く」というのは，2つ目のポイントと逆の視点である．例で示すと，**図17**のようなRCA病変があった際に，標的となる高度石灰化はAの地点とする．ただし，標的よりも手前のBの部分には50％弱の石灰化病変があるとする．この場合，本来はBの部分はステント留置対象とならないため，Cの部分にプラットホームを置きたいところであるが，Cの部分でロータブレーターを施行すると，終了後にバーを抜去する際に，このBの部分が障害となりうる．これは，バーを持ち込むときのルートおよび力のかかり具合と，バーを抜去するときのルートおよび力のかかり具合が異なるため，バーを押すときには問題のなかった中等度狭窄が，バーを抜去する際には大きな障害となり，バーのスタックの原因になりえるからである．また，ロータブレーターのバーは前方にしかダイヤモンドコーティングはないため，抜去の際にはアブレーションが不可能になる．したがって，この場合はプラットホームの位置はDにおいて，Bの部分も軽くアブレーションしておくことが安全な方法となる．通常，軽く1〜2回アブレーションするだけであれば，Bの部分に大きな解離等は生じず，この部分へのステント留置は必須ではないと考える．プラットホームがDの位置として，そこからAまで届かない場

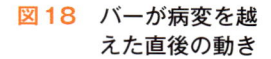

図18 バーが病変を越えた直後の動き

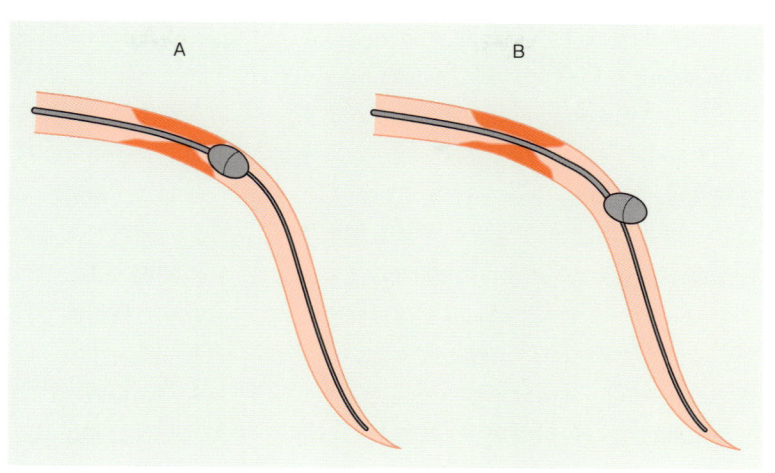

合にはBの部分をアブレーション後にプラットホームをCまで移動させればよい．最初からCに持ち込むよりも安全である．重要なことはバーが前進するときと後退するときには必ずしも同じルートをとるわけでなく，バーの後面にはダイヤモンドコーティングがないことからロータブレーターを行う際には退路の確保を常に考えておく必要がある．

c バーで病変部を削る

バーで病変部を削る方法はエキスパートの間でもかなりバリエーションがあり，一概にどの方法が優れているとは言い難い．基本的にはバーを病変部まで持ち込み，抵抗を感じたらそのまま押さずに戻す，そして再度バーを前進させ，抵抗を感じるところまで押し込んで，戻すというpecking motion（peckというのは鳥がついばむという動詞）が基本である．このpecking motionが非常に速い先生（quick pecking motion），普通くらいの先生（pecking motion），ゆっくりな先生（slow pecking motion）に大きく分けることができると思う．slow

pecking motionはさらに，ほとんど引き戻す動作をなしで病変部にゆっくりとバーを押し付けて，最後にプラットホームに戻すという動作の先生もいらっしゃる．

いずれにしてもバーのactivateが終了する前にはバーをプラットホームまで戻すという引きの動作が最後には重要になる（病変のなかでバーのactivateをやめない）．筆者自身は普通くらい，もしくはゆっくりなpecking motionを行っている．何度かquick pecking motionを試みたこともあったが，うまくできなかったので断念した．いずれのスピードでも良いとは思うが，重要なことはバーの動きおよび動く範囲を完全にコントロールすることである．バーが病変を越えた直後は**図18A**のように標的部分のみをアブレーションするべきで，**図18B**のようにバーが勢いよく病変を越えてしまうと，病変の奥でスタックやパーフォレーション等を起こすことがあるので注意が必要である．

d polishing runは必要？

バーが病変を通過したのちに，さらに

2〜3回病変部をアブレーションすること
をpolishingという．以前はpolishing run
のときだけ撮影モードで記録し，ロータブ
レーターを行ったという記録を残すという
意味でもpolishing runを行っていた．し
かし，現在の多くのシネアンギオ装置は透
視保存が容易になっており，筆者らはロー
タブレーターのすべてのrunを透視保存し
ている．したがって，記録を残すという意
味でのpolishing runは不要となった．

　基本的にはバーが病変を1回通過した後
に，余裕があればさらに1〜2回アブレー
ションすることは病変をしっかりとアブ
レーションするという点では意味がある．
ただ，ST上昇が続いているなど，早く
ロータブレーターを切り上げたい要素があ
ればそちらを優先して，polishing runは
skipしている．また，polishing runでさら
なるゲインがあるかどうかは削り方にも依
存する印象がある．すなわち，quick peck-
ingで高速通過した場合にはpolishingを加
えることでゲインがあると思われるが，
slow peckingもしくはslowに押し当て
じっくりと通した場合にはすでに深掘れ傾
向になっていることがあり，あまりpolish-
ing runでのゲインはないかもしれない．

🄴 バーを体外に抜去する

　バーを体外に抜去すること自体は簡単な
動作で，ダイナモードを用いればよいので
あるが，RotaWire™を確実に病変よりも
末梢側にキープした状態でバーを体外に抜
去することは必ずしも容易ではない．一方
で，ロータブレーターに際しての最も重大
な合併症である大きな血管穿孔が生じた際
には，ガイドワイヤーを確実に病変より末
梢にキープできるか否かがその後の患者の

生死を左右する．したがって，ガイドワイ
ヤーを末梢に残した状態でバーを抜くとい
う動作はきわめて重要である．一方で，ガ
イドワイヤーが抜けてしまう大きな理由と
しては，術者および助手のコンビネーショ
ンの問題であったり，抜去そのものの技術
の問題であったりするのであるが，そう
いった技術面ではカバーできない要因もあ
る．

1．RotaWire™の屈曲

　一つはRotaWire™の屈曲である．Rota
Wire™に屈曲があれば，その部分が抵抗
となり，バー（アドバンサー）を引っ張る
ときにRotaWire™も一緒に抜けてきやす
くなる．RotaWire™の屈曲は最初のバー
を体外からガイドカテーテルに入れるまで
の作業で生じやすい．この動作をていねい
に行うことで，余分な屈曲を作らないよう
にすることが大切である．

2．RotaWire™の疲弊

　もう一つはRotaWire™の疲弊の問題が
ある．バーのサイズアップなどを繰り返し
て何度も同じRotaWire™を使用している
とどうしてもワイヤーの質が低下し，小さ
な屈曲等が付きやすくなる．ロータブレー
ター中にRotaWire™にトラブルが生じる
と非常に大きな合併症になるため，筆者は
サイズアップ等の際にRotaWire™にわず
かな屈曲等を認めたら，躊躇なく新品の
RotaWire™を出すようにしている．

3．バーとガイドカテーテルの口径差

　最後に，バーとガイドカテーテルの口径
差の問題がある．2-🄑でも述べたが，
バーサイズとガイドカテーテルの口径差が
ぎりぎりだと，バーを抜いてくる際にガイ
ドカテーテルで引っかかりやすく，その分

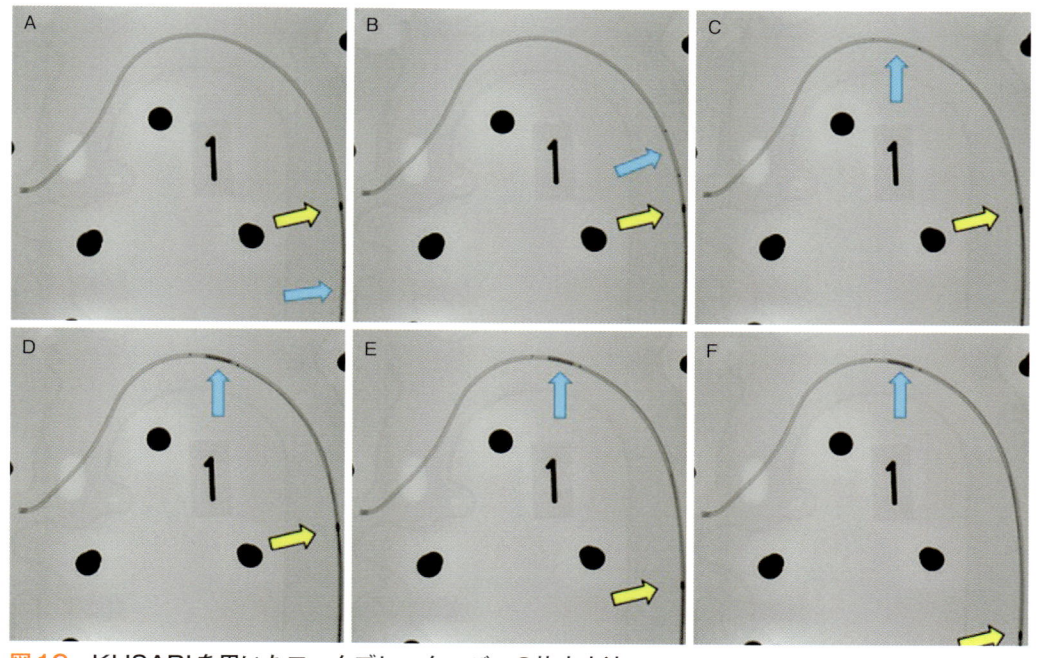

図19　KUSABI を用いたロータブレーターバーの抜去方法
黄色矢印がロータバーで，青矢印がKUSABIである．KUSABIがバーを追い越して，通常通りKUSABIを拡張させる．そのあと，バーをダイナモードを使用せずに抜去する．
（Yamamoto K, Sakakura K, et al. Int Heart J 2018；59：399-402. より許可を得て転載）

RotaWire™も抜けやすくなる．したがって，RotaWire™を確実に残すという目的においてもガイドカテーテルとバーサイズの口径差は意識しておくべきである．

4. 実際の抜去にあたって

　実際の抜去にあたっては，① ほぼ術者がワンパーソンで抜去する場合，② 術者と助手のコンビで行うが，主に助手がメインで抜去する場合，③ 術者と助手のコンビで行うが，主に術者がメインで抜去する場合など施設によってバリエーションがあると思われる．重要なことはその施設に合ったやり方の精度を高めて，本当のピンチ（ロータブレーターによる巨大穿孔）のときにきっちりガイドワイヤーを残すこと

だと考える．

　なお，使用するガイドカテーテル（7Fr以上）とバーサイズ（1.5mmまで）に制限があるが，筆者らはKUSABI（カネカ）を用いてバーを安全に抜去する方法を報告している（図19）[6]．この方法を考えついてからは，1.5mmと1.25mmのバーはすべてこの方法で抜去している．現在までに80例以上に試みて，不成功は初期の1例だけである（バーの位置とKUSABIの位置がおそらく近すぎてうまくトラップできなかったと思われる．このときはワイヤが動いたので，通常の抜去に切り替えた）．問題点としてトラップをかけた後のRotaWire™を再度，サイズアップの際に再利用できる

かという問題があるが，それ以外の点では確実性に優れ，かつ助手と術者のコンビネーションに依存しないため（出張カテーテル等でもストレスがない），知っておいて損はない方法と思われる．

文献

1) Sakakura K, Yamamoto K, Taniguchi Y, et al. Intravascular ultrasound enhances the safety of rotational atherectomy. Cardiovasc Revascul Med 2018；19：286-291.
2) Barbato E, Carrie D, Dardas P, et al. European expert consensus on rotational atherectomy. EuroIntervention：journal of EuroPCR in collaboration with the Working Group on Interventional Cardiology of the European Society of Cardiology 2015；11：30-36.
3) Sakakura K, Funayama H, Taniguchi Y, et al. The incidence of slow flow after rotational atherectomy of calcified coronary arteries：A randomized study of low speed versus high speed. Catheter Cardiovasc Interv 2017；89：832-840.
4) Sakakura K, Momomura S, Fujita H. The RotaWire may be spinning in rotational atherectomy under the maximum rotational speed. Cardiovasc Interv Ther 2018；DOI：10.1007/s12928-018-0526-9.
5) Sakakura K, Taniguchi Y, Yamamoto K, et al. When a burr can not penetrate the calcified lesion, increasing burr size as well as decreasing burr size can be a solution in rotational atherectomy. Int Heart J 2017；58：279-282.
6) Yamamoto K, Sakakura K, Taniguchi Y, et al. Trapping balloon technique for removal of the burr in rotational atherectomy. Int Heart J 2018；59：399-402.

コラム **1** ▶ 心臓外科医によるバックアップの重要性について

　ロータブレーターはわが国では施設基準として，「開心術または冠動脈・大動脈バイパス移植術が年間30例以上」かつ「5年以上の心臓血管外科の経験を有する常勤の医師が1名以上配置されていること」となっているため，ロータブレーターを施行する施設では心臓外科医のバックアップはあるはずである．PCIを行っている限り，すべての合併症を患者の生命を危険にさらすことなく，内科医だけでbailoutするということは容易ではない．一方で，トラブルが生じれば心臓外科医に頼めば何とかなるというものでもないと考える．筆者は以前に，LM-LAD crossover stent後のLAD jpの冠動脈の巨大穿孔に対してcovered stentを2本留置後も止血できず，心臓外科医に助けを求めた際に，心臓外科医から「緊急手術はするけど，どうやって行います？ LMT cross overならステントの結紮は難しいですよね？」と言われ，「緊急手術の際の術式はどうするか」について，内科医も日頃から心臓外科医とdiscussionしておく必要があると痛感したことがある．また，ロータブレーターの際に最も懸念される合併症は冠動脈穿孔であろう．冠動脈穿孔から生じる心タンポナーデにおいて重要なのは，局所の出血の制御（perfusion balloonやcovered stent）と同時に速やかな経皮的ドレナージ術であろう．しかし，この経皮的ドレナージ術は残念ながら100％の精度で行うことは容易ではない．患者の肥満が強いなどの穿刺部位の問題もあるが，急性心タンポナーデにも関わらず，心嚢内の血液がなぜか血腫のように凝固しておりドレナージできないということがある．こういった状況では内科医の手技では限界があるので，筆者らは心臓外科医に心窩部小切開からのドレナージを依頼したことがある．小切開からのドレナージをカテテル室で施行していただき，ドレナージが効いていることを確認して，そのままカテテル室での治療を継続したことがある．いずれにしても，普段からの心臓外科医との良好な関係が重要であろう．

2 | ロータブレーターの適応

Point

- ◆添付文書上の適応は意外と広く，石灰化病変のみが対象ではない．超高度石灰化の
みを治療対象にすると難易度が高い手技ばかりになるので，リスクが高い．
- ◆J-PCIレジストリーの結果からは，年間のローターブレーター件数が極端に少ない
こと，および緊急PCIにおけるロータブレーターが合併症増加と関連していた．
- ◆血管穿孔等を生じた際にbailoutすることが重要であり，その観点からは遠位部か
つ屈曲病変はロータブレーターを施行しないほうが無難である．

1 添付文書上の適応と禁忌

ロータブレーターの適応は一言で言えば，「高度石灰化病変」となるが，添付文書上の適応病変は「ガイドワイヤ通過可能な冠動脈病変であり，① 石灰化病変 ② 偏心性病変 ③ 細目血管狭窄病変 ④ 遠位部病変 ⑤ 入口部病変 ⑥ 瀰漫性病変 ⑦ 蛇行性病変 ⑧ 屈曲病変 ⑨ 再狭窄病変」と記載されている[1]．ややつかみどころがない記載であり，これだけであれば「術者が必要と思ったら，どんな病変でも適応病変」となりそうである．最新の添付文書では，禁忌および禁止は「① 左心室機能が損なわれた唯一最後の冠動脈を有する患者，② 術中または術後に投与する薬剤に対するアレルギーの患者」となっており，使用注意としては，「① 冠動脈バイパス術coronary artery bypass grafting（CABG）ができない患者，② 保護されていない左冠動脈主幹部を有する患者，③ 左室駆出率30％以下の患者，④ 25mmを超える病変を有する患者，⑤ 45°以上の屈曲病変を有する患者，⑥ 重度のびまん性の多枝病変を有する患者，⑦ 伏在静脈バイパスグラフトの

患者，⑧ 血栓を認める患者，⑨ PCI後の解離を伴う再狭窄病変を有する患者，⑩ 攣縮を起こしている血管部位がある患者，⑪ ステント内再狭窄を有する患者」の合計11個が記載されている[1]．以前の添付文書では，上記の使用注意のほとんどが禁忌および禁止と記載されていたが，現在のPCIでは多く行われているのが現状であり[2]，以前に比べて実臨床に即した現実的な添付文書に改訂された印象がある．

筆者らは上記の使用注意が禁忌もしくは適応外とみなされていた時期に，適応外使用（off label use）と適応使用（on label use）で合併症頻度等を比較した（**表1**）．合計250例のロータブレーター症例をon labelとoff labelに分けると，on labelが94名，off labelが156名とoff label群のほうがはるかに多く，日常診療で行ってるロータブレーターは以前の基準ではoff label useのほうが多く，off label useが決して珍しくない領域であると考えられる．しかし，slow flowやperiprocedural myocardial infarctionはoff label群に多かった．また，これらのon label, off labelの症例をフォローアップして，中期的な予後をフォローしたところ[3]，

表1 ロータブレーターon label病変とoff label病変の合併症比較

Variable	All	On Label	Off Label	p Value
Slow flow (n=212)	55 (26%)	14 (18%)	41 (30%)	0.06
Burr entrapment	1 (0.4%)	0	1 (0.6%)	0.44
Transection of guidewire	2 (0.8%)	0	2 (1.3%)	0.27
Vessel perforation from burr	0	0	0	—
Periprocedural myocardial infarction (n=242)	15 (6.2%)	2 (2.1%)	13 (8.8%)	0.04
In-hospital death	2 (0.8%)	0	2 (1.3%)	0.27

Chi-square test was used for categorial variables.

（Sakakura K, et al. Am J Cardiol 2012；110：498-501. より許可を得て転載）

図1 ロータブレーター on labelとoff label病変の中期 MACEの比較

（Mori T, Sakakura K, et al. Heart Vessels 2017；32：514-519. より許可を得て転載）

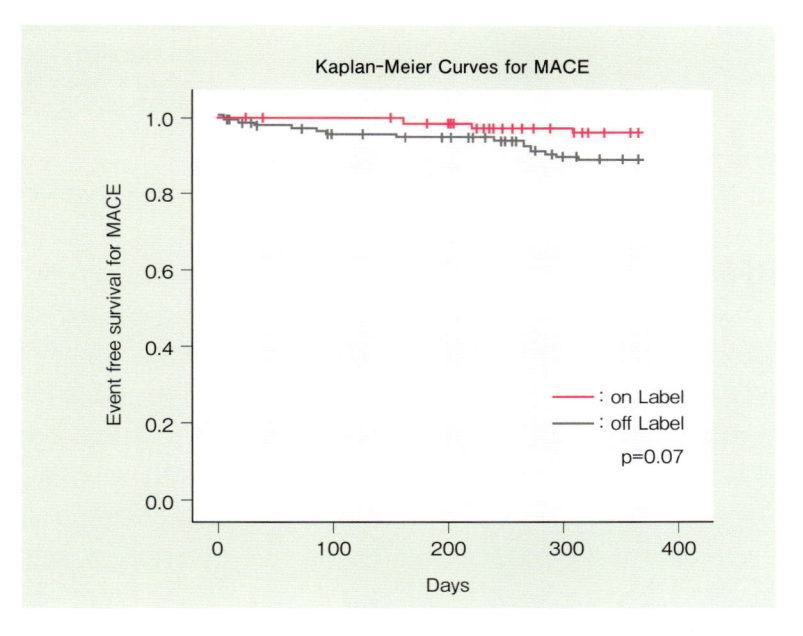

off label群のほうがイベントを多く起こす傾向にあった（**図1**）．したがって，上記のような症例に対してロータブレーターを行うことはリスクを伴うということを認識しておく必要がある．

2 実際の適応と禁忌

先に述べた添付文書上のものではなく，筆者らが考える実臨床においての適応と禁忌について述べる（**表2**）．

a 相対適応

まず相対適応（possible indication）としては安定狭心症における中等度石灰化病変を考える．これは，必ずしも全周性の厳しい石灰化等を意味しない．おそらく，ロータブレーターが絶対に必須ではなく，頑張ればバルーン拡張等でも広がると考えられるが，ロータブレーターを行うことで，より安全にステント拡張が良好になると考え

図2 筆者の施設におけるロータブレーターの適応と禁忌

1. 相対適応（possible indication）
安定狭心症における中等度石灰化病変

2. 絶対適応（definite indication）
IVUSにおけるnapkin ring現象に代表される高度石灰化．あらゆるデバイスが通過しない，もしくはあらゆるバルーンで拡張できない．

3. 禁忌
屈曲の強い遠位部病変

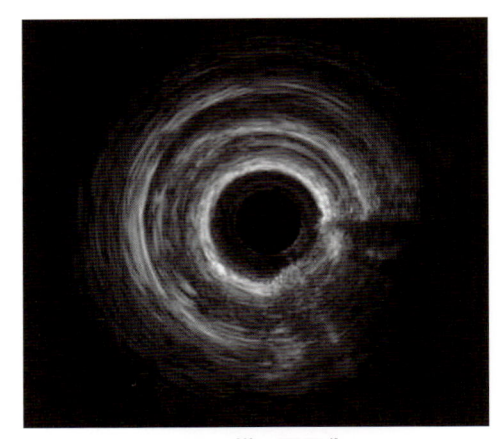

図2 napkin ring様の石灰化
(Sakakura K, et al. JACC Cardiovasc Interv 2017；10：e227-e229. より許可を得て転載)

られるケースなどが該当する．こういったケースはロータブレーター自体にそれほど多くの時間がかからず，全体として手技中の合併症リスクが低くなる．すなわち，「相対適応（possible indication）＝低リスクロータブレーター」になる．

b 絶対適応

一方，絶対適応（definite indication）としては，IVUSにおけるnapkin ring現象[4]（図2）に代表される高度石灰化やあらゆるデバイスが通過しない，もしくはあらゆるバルーンで拡張できない状況を考える．こういった状況がロータブレーターの絶対適応であることは多くの術者間でコンセンサスを得られていると考える．ただ，先ほどの相対適応と異なり，こういったケースではロータブレーター自体にも時間がかかり，slow flow等のリスクも高まる．すなわち「絶対適応（definite indication）＝高リスクロータブレーター」になる．ロータブレーターを安全に行うためには，術者だけでなく助手や臨床工学技士をはじめとするカテーテル室コメディカルスタッフがロータブレーターに慣れる必要がある．したがって，一つのカテーテル室が年間にこなす低リスクロータブレーターの件数が高リスクロータブレーターの件数よりも多いことで，スタッフ全体がロータブレーターに慣れることができ，結果としてカテーテル室の安全につながると考える．

実際，わが国で行われているJ-PCIレジストリーの結果においても，年間ロータブレーター件数が5例以下のlow volume施設においては，年間ロータブレーター件数が12.5例以上のhigh volume施設よりも重大合併症が約2倍多かった[5]．日本においてロータブレーターを施行するためには，年間200例以上のPCIを施行している必要があり，low volume 施設といっても年間200例以上はPCIをしているので，PCI自体がlow volumeなのではなく，ロータブレーターの件数，ロータブレーターを行う頻度が少ないと考えられる．めったに施行しない（年に1例，2例）のロータブレーターの対象が非常に強い石灰化病変で，ロータブレーター以外は絶対に治療不可能の病変であった場合に，術者にかかる負担は相当なものであるし，術者以外のカテー

表3　J-PCI結果を深読みする ～なぜ緊急PCIでロータブレーターは危険なのか？～

おそらく，緊急PCIでロータブレーターが必要となったとき，多くの施設ではロータブレーターの術者がいるかどうか（operator availability）で，ロータブレーターを施行するかどうかを決めているのではないだろうか？（筆者らもそうでした）

= operator availability first

しかし，いくらロータブレーターのうまい術者がいたとしても，病変の性状が悪い（血栓がある，血栓が多い）ときっとslow flow等は増加し，adverse eventsにつながる可能性があると思われる．

緊急PCI時にロータブレーターができる環境（術者がいるなど）が整っていたとしても病変の環境（血栓等）をmedicationで整えて，elective PCIに持ち込むという選択肢がとれないかどうかを検討してみることがACS患者へのロータブレーターを安全に行う第一歩かもしれない．

= lesion availability first >> operator availability

テル室のスタッフにも術者の負担や緊張は伝わり，十分なパフォーマンスを発揮することは難しいかもしれない．そういった事態を避けるためには，術者およびカテーテル室スタッフが年間にある一定の数のロータブレーターをこなすことが重要であり，そのためのロータブレーターは石灰化に対する最終手段である必要はなく，補助的な役割（頑張ればバルーンでもいけるかもしれないが，ロータブレーターをかけたほうがより安全にステント拡張が良好になると予想される）のローターブレーターでもよいので，ロータブレーターに慣れることが重要であると考える．

同じく，このJ-PCIレジストリーの結果で興味深いのは，緊急PCIでロータブレーターを行った場合の重大合併症率が約4倍にもなったということである[5]．実際，緊急PCIにおいても，通常のバルーン拡張等で病変拡張が得られなければ，ロータブレーターが唯一の手段となることはあるが，そのリスクは十分に認識する必要がある．たとえば，血栓性の病変に対しては，どれほど上手な術者がロータブレーターを行ったとしても，slow flowはほぼ必発で

あり，場合によっては完全にflowがなくなるno flowとなることもあるだろう．急性心筋梗塞（AMI）等の緊急PCIにおいて，バルーン拡張で病変が広がらない際に，「じゃあ，ロータブレーターだ」ではなく，血流が保たれていたら，まずは薬物療法を行って状態が安定してから後日ロータブレーターを行うという方法のほうが安全であると考える（表3）．

C 禁忌

禁忌としては，屈曲の強い遠位部病変をあげた．理由はシンプルで，屈曲が強い遠位部で重大合併症（血管破裂もしくは完全なバーのスタック）が生じたときにbailoutすることがきわめて困難だからである．ロータブレーターのバーによる血管破裂，血管穿孔は時に非常に激しく，複数のcovered stentを要したりする[6]．covered stentは通常のステントに比べてきわめてデリバリー性が悪いため，屈曲の強い遠位部に持ち込むことは容易ではない．ロータブレーターを行う前に，「もし，ここが破れたら，きちんとリカバリーできるだろうか？」と自問することは非常に重要と考える．また，現在も添付文書上の禁忌となっている

「左心室機能が損なわれた唯一最後の冠動脈を有する患者」に対してロータブレーターを行う場合にはそれ相応の覚悟が必要である．ロータブレーターを行った際にslow flowが生じる可能性はTIMI-2程度のslow flowを含めると約20％前後であり[7]，左室機能が低下していて，他の2枝が閉塞または高度狭窄で，最後の1枝に対してslow flowが生じれば，患者は容易にcollapseしてしまう．通常，そういった症例はまずはCABGの適応になると考えられるが，何らかの理由でCABGができない場合に，PCIかつロータブレーターとなったら，安全を担保するために大動脈バルーンパンピング（IABP）を事前に留置することが多いし，最悪V-A ECMO（PCPS）まで想定して手技に臨む．筆者らはそういった症例では，まず最初に胸腹部大動脈造影CTを施行して，IABPが安全に留置できるかを確認する．この際には，大動脈の屈曲よりも，大動脈内に壁在血栓様の突出物がないかどうか，いわゆるshaggy aortaかどうかを最重視している．shaggy aortaでIABPを用いると，shower embolismのリスクが高い[8]．すなわち，shaggy aortaであれば，IABPの事前留置はできないため，そういった超ハイリスク症例へのロータブレーターは施行しないことにしている．

文献

1) ジャパン株式会社 ボサ．ロータブレーター添付文書 2017年10月（第11版）．2017.
2) Sakakura K, Ako J, Wada H, et al. Comparison of frequency of complications with on-label versus off-label use of rotational atherectomy. Am J Cardiol 2012；110：498-501.
3) Mori T, Sakakura K, Wada H, et al. Comparison of mid-term clinical outcomes between on-label and off-label use of rotational atherectomy. Heart Vessels 2017；32：514-519.
4) Sakakura K, Taniguchi Y, Tsukui T, et al. Successful removal of an entrapped rotational atherectomy burr using a soft guide extension catheter. JACC Cardiovasc Interv 2017；10：e227-e229.
5) Sakakura K, Inohara T, Kohsaka S, et al. Incidence and determinants of complications in rotational atherectomy. Circ Cardiovasc Interv 2016；9：e004278.
6) Yamamoto S, Sakakura K, Funayama H, et al. Percutaneous coronary artery bypass for type 3 coronary perforation. JACC Cardiovasc Interv 2015；8：1396-1398.
7) Sakakura K, Funayama H, Taniguchi Y, et al. The incidence of slow flow after rotational atherectomy of calcified coronary arteries：A randomized study of low speed versus high speed. Catheter Cardiovasc Interv 2017；89：832-840.
8) Ho AC, Hong CL, Yang MW, et al. Stroke after intraaortic balloon counterpulsation associated with mobile atheroma in thoracic aorta diagnosed using transesophageal echocardiography. Chang Gung Med J 2002；25：612-616.

コラム 2 ▶ ロータブレーターでも不可能はある

　筆者がロータブレーターを習い始めたころ，基本的にRotaWire™さえ通過すれば，ロータブレーターでどんな病変でも拡張可能であると教わった．たしかに，これは真実であろう．しかし，たとえRotaWire™が通過しても治療不可能な病変は存在すると思っている．たとえば，高度石灰化が偏心性かつ鋭角的な屈曲を伴っていれば，冠動脈穿孔を生じさせずに完遂することは非常に難しい．また，そういった狭窄が1ヵ所ならまだしも，連続して2〜3ヵ所続くと，運よく1個目の狭窄をアブレーションできても，2つ目，3つ目に差し掛かるころには，冠動脈穿孔，バーのスタック，RotaWire™の断裂など何が生じてもおかしくない．そういった重大合併症を全く生じさせることなく，難病変を次々に治療成功させる術者はおそらく日本に数名しかいないのではないかと思っているし，筆者を含めた普通の術者にはハードルがきわめて高い．そうなると，大切なのは引き際でないかと思っている．そもそもロータブレーターはST上昇型急性心筋梗塞に行うことはまれで，大抵は安定狭心症である．安定狭心症はPCIができなくてもバイパス手術もあるし，薬物療法という手もある．「他のデバイスが全部ダメだったので，今日はなんとしてもロータブレーターで完遂させるぞ」という最後の手段にしてしまうと，この引き際を見失いがちである．最終手段ではなく，通常のデバイスとして普段からロータブレーターに慣れておけば，「この病変はロータブレーターをしてもダメだ」，「ロータブレーターをするとかえって危ない」という感覚が磨かれ，適切な引き際を身に着けることができるのではないだろうか．

3 ロータブレーターに関する エビデンス

Point

◆ ロータブレーターに関するエビデンスは主に，① 適応病変に関するもの，② ロータブレーターの方法に関するもの，③ 合併症の予測因子に関するもの，④ ロータブレーター後の予後に関するものという4つに分類することができる.

◆ 筆者らは高速回転（19万回転）と低速回転（14万回転）で無作為化試験を行ったが，slow flow 発生率は変わらず，低速回転の優位性は見いだせなかった.

◆ ロータブレーターが石灰化病変の長期予後を良くしたとするエビデンスはなく，ロータブレーターはあくまでも初期成功率を高めるデバイスである.

ロータブレーターに関するエビデンスは主に，① 適応病変に関するもの，② ロータブレーターの方法に関するもの，③ 合併症の予測因子に関するもの，④ ロータブレーター後の予後に関するものという4つに分類することができる．ただ，いずれにおいても大規模なランダム化比較試験 randomized controlled trial（RCT）というよりは，比較的小規模の retrospective study が中心となっている．ロータブレーターの歴史は20年以上あるにも関わらず，2018年1月現在で，ロータブレーターに関する RCT はわずか27報しかない（PubMed で "rotational atherectomy" がタイトルに含まれる RCT が25報，"rotablator" がタイトルに含まれる RCT が2報）．これは，ロータブレーターの施行率が全 PCI の数％であるため，ロータブレーターの頻度自体が少ないことも関係しているであろう．ここでは，それぞれについて述べる.

1 適応病変に関する エビデンス

ロータブレーターの適応病変は基本的に中等度以上の石灰化病変であり，このことに異論はないと思われる．しかし，添付文書の適応病変の中には「再狭窄病変」の記載がある．実際に，薬物溶出ステントが出現する前はステント再狭窄が PCI の最大の課題であったこともあり，びまん性のステント再狭窄に対してバルーン拡張対ロータブレーターでの RCT が行われたりした[1,2]．しかし，一定のポジティブな結果を得られることはなかったこともあり，単純な再狭窄病変に対してロータブレーターが第一選択になると考える術者はほとんどいないと考えられる．しかし，これらの研究が行われたのは基本的にベアメタルステントの再狭窄，つまり比較的柔らかい新生内膜（neointima）の増生に対してである．近年の薬物溶出ステントは再狭窄が少ない反面，neoatherosclerosis による再狭窄は時に石灰化を伴い非常に硬いことがあり，ロータブレーターを施行せざるをえないこ

とがある[3]．もっとも，近年ではステント再狭窄の原因がステント拡張不良ならびにステント留置前の前処置不足にある場合に，ステント自体を削りにいくステントアブレーションが行われることがあるが[4]，これはまた別と考えたほうがよい．

2 ロータブレーターの方法に関するエビデンス

ロータブレーターの方法として，術者の介入できる範囲は，「バーの大きさ」，「施行時の回転数」，「ロータカクテルの内容」などである．

a バーの大きさ

まず，「バーの大きさ」は最も術者によって好みの分かれる部分であろう．なるべく小さなバーから開始する術者，あえて大きなバーから開始する術者とさまざまである．また，本来は小さなバーから開始して大きなバーにサイズアップしたいと考えていても，保険診療上の制約のために大きなバーで開始せざるをえないということもあろう．

ここでは術者の好みは別として，エビデンスという観点で述べると，Safianらは222名の患者群を無作為に大きなバー群（burr/artery raito＞0.7）と小さなバー群（burr/artery ratio≦0.7）に割り付けて，手技終了時のfinal diameter stenosisをprimary endpointとして比較している[5]．結果は手技後の血管の広がり，6ヵ月時点でのtarget lesion revascularizationのいずれも両群で差はなかったが（つまり効果は同等），ロータブレーター直後の重大合併症は大きなバー群のほうが，小さなバー群

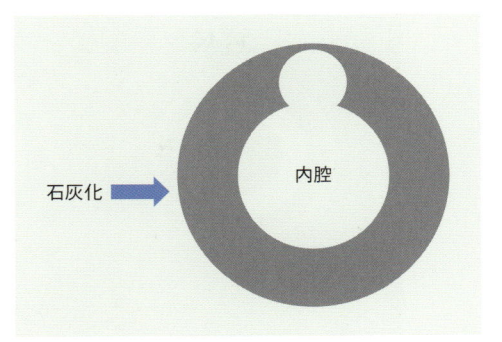

図1 ロータブレーター後の雪だるま現象（snow man現象）

よりも2倍以上多かったと報告している（5.1%　vs. 12.7%，P＜0.05）[5]．筆者らが自施設で行った解析においても最初に使用するバーのburr to artery ratioが大きくなればなるほどslow flowが生じやすくなるということを報告している[6]．また，最近出版された，European expert consensusレポートにおいても，通常は1.5mmで開始（burr/artery ratio 0.6程度），もしくは1.25mmで開始して1.5mmもしくは1.75mmにサイズアップするのがより安全なアプローチであると記載されている[7]．したがって，単純に合併症を避ける意味では，最初から大きなバーで削るのは推奨されないと考える．

一方で，最初に小さなバーを用いると雪だるまのような現象（snow man現象）が生じることがあり，それを避けるために大きなバーから開始するという術者もいる（図1）．たしかに，それは一理あり，大きなバーで開始するほうがsnow man現象は生じにくいと考える．また，ロータブレーターの目的をdebulking（できるだけ石灰化部分を排除する）にした場合は，snow

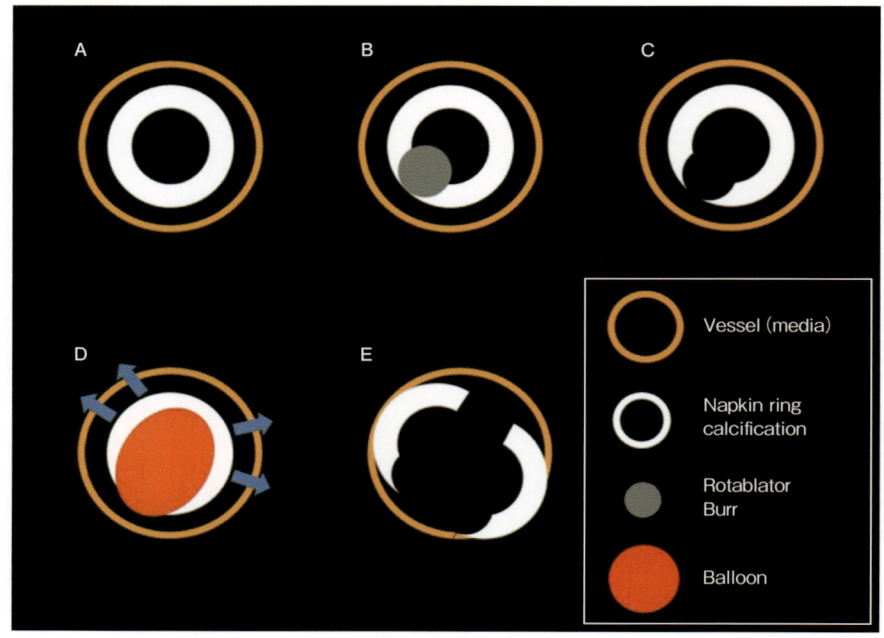

図2 ロータブレーターによって石灰化病変が拡張するメカニズム（lesion modifi-cation）

The lesion modification hypothesis using a 2-dimensional model.
A：napkin ring様の高度石灰化はクラックなしでは拡張しない.
B，C：小さなバーでクラックを作成することがlesion modificationにおける最も重要なポイントである.
D，E：有効なクラックがあれば，napkin ring様の高度石灰化もバルーンで拡張される.
（Sakakura K, et al. Int Heart J 2016；57：376-379. より許可を得て転載）

man現象をきたしてしまうと十分なdebulkingは不可能になる．しかし，現在のロータブレーターの使用法としてはdebulkingよりも lesion modification のほうが多く，lesion modificationという観点からは全周性石灰化病変が拡張する過程でどこか1ヵ所にクラックは必要であること（図2）[8]を考えると，snow man現象は必ずしもネガティブなものではないと考える．むしろ，snow manの頭の部分をきっかけに病変拡張が成功すればよいと考える[8]．いずれにしても，最初から大きなバーを用いるのは，ロータブレーターの経験豊富な術者に限ったほうが安全と考えられ，経験の浅い術者はまずは小さなバーから開始することを考えたほうがよいだろう．

b 施行時の回転数

施行時の回転数に関する報告はそれほど多くない．わが国では2010年代前半ごろに12,000回転くらいの超低速回転を行う施設が出始めたが，その理論的根拠となる論文はあまりなく，おそらくは1998年に報告されたReismanらの動物実験において低速回転（14万回転）は高速回転（18万回転）よりも血小板凝集を抑制したという研究が根拠になっていたと考える[9]．

筆者らは超低速回転に意味があるのかどうかを確認する目的で，前向き無作為化研究を行った．合計100名の患者を50名の低速回転群（14万回転）と50名の高速回転群（19万回転）に無作為割り付けを行い，slow flowの発生率をprimary endpointとして研究を行った[6]（なお，この際の低速が14万回転なのは，倫理委員会通過にあたって，添付文書内の回転数にする必要があったため，添付文書（14万〜19万回転と記載）内での最低回転数と最高回転数を比較することにした経緯がある コラム3（p.29）参照）．結果は，低速回転群と高速回転群ではslow flow発生率は全く同等であった（図3）．単なるslow flowではなく，より詳細にロータブレーター後のTIMI flow分類で検討しても，両群はほぼ同等という結果であった（図4）．筆者らの結果からは低速回転のメリットは見いだせなかったため，筆者自身は特に超低速回転を

行うメリットは乏しいと考えている．

C ロータカクテルの内容

ロータカクテルの内容については，生理食塩水にニトログリセリン，ヘパリン，ベラパミルを入れてカクテルを作るのが一般

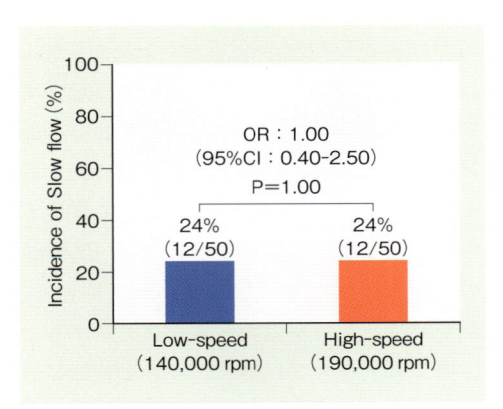

図3 低速回転群（14万回転）と高速回転群（19万回転）におけるslow flow発生頻度
（Sakakura K, et al. Catheter Cardiovasc Interv 2017 ; 89 : 832-840 より許可を得て転載）

図4 低速回転群（14万回転）と高速回転群（19万回転）におけるロータブレーター後のTIMI flow
（Sakakura K, et al. Catheter Cardiovasc Interv 2017 ; 89 : 832-840. より許可を得て転載）

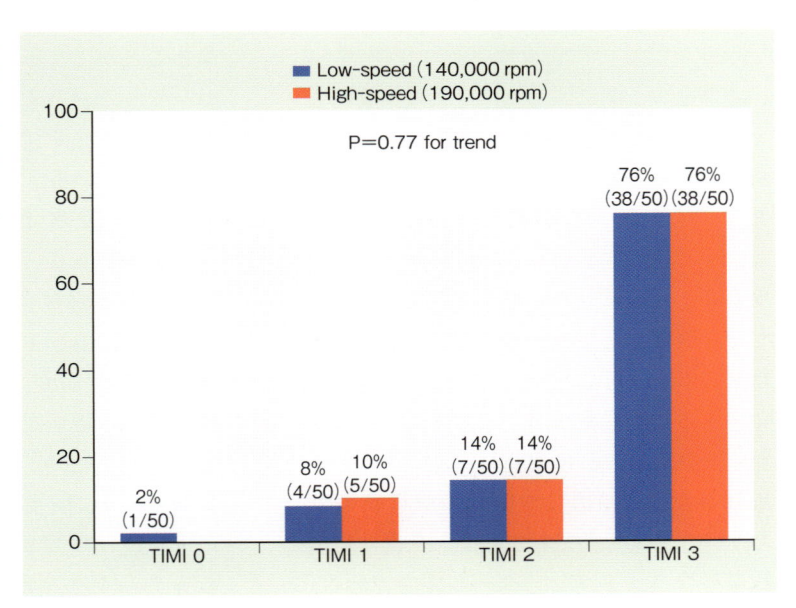

的かと思われるが，わが国からベラパミルの代わりにニコランジルを使用することで，slow flow を抑制できたとする報告がいくつかなされている[10,11]．特に Matsuo らは 200 名の虚血性心疾患患者を 100 名のニコランジル群と 100 名のベラパミル群に無作為割り付けをして，slow flow の発生頻度を比較したところ，ニコランジル群では 4.6%とベラパミル群の 11.8%に比べて有意に低かった（P<0.05）[10]．これらの結果を受け，筆者の施設ではロータカクテルをベラパミルからニコランジルに変更した．ちょっとした問題点としては，500 mL の生理食塩水に対してニコランジル 12 mg が推奨されているため，ロータカクテルを作成するスタッフに慣れがないと作成に時間を要する（筆者の施設は毎回ニコランジルのため，作成する看護師もかなり慣れて早く作れるようになっている）．

3 合併症の予測因子に関するエビデンス

　合併症の予測に関しては，大規模な研究では大まかな指標（年齢，緊急カテーテルか elective か等）が検討され，小規模な研究ではより細かな指標（病変長，burr to artery ratio 等）が検討されている．大規模なものとしては，わが国の J-PCI レジストリーを解析したものがあげられる．こちらは筆者が research proposal の公募を経て，発表する機会に恵まれたのであるが，2 年間の J-PCI 登録患者からロータブレーター施行した 13,335 例についての解析結果であり[12]，発表時点での世界最大規模の症例数をもつロータブレーターの報告である．

院内死亡，心タンポナーデ発生，緊急手術の 3 つを複合エンドポイントとした場合の複合エンドポイント予測因子は，年齢（1 歳増えるごとの Odds 比 1.03（1.02-1.05）），腎機能障害（Odds 比 1.59（1.15-2.19）），心筋梗塞既往（Odds 比 1.69（1.21-2.35）），緊急 PCI（Odds 比 4.02（1.66-8.27）），2 枝病変（1 枝と比べて Odds 比 1.55（1.04-2.32）），3 枝病変（1 枝病変と比べて Odds 比 2.17（1.43-3.28）），LMT 病変（1 枝病変と比べて Odds 比 2.54（1.51-4.17））であった．一方で，high volume 施設は low volume 施設に比べて合併症発生率が約半分であった（Odds 比 0.56（0.36-0.89））（表 1）[12]．年齢が増えると合併症が増えるというのは，ある意味当然であるし，実際の患者の年齢を修飾することは PCI の時点で不可能である．また，腎機能障害や心筋梗塞の既往なども修飾不可能である．一方で，緊急 PCI については，「2 章　ロータブレーターの適応」でも述べたが，できるだけ緊急 PCI でのロータブレーターを避けることは努力することができる．緊急 PCI でのロータブレーターを減らして，elective に持ち込むようなストラテジーがより安全であることを示唆している．上記に比べて小規模な研究として，2 章でも述べたが，筆者らはロータブレーター off label 病変と on label 病変での合併症発生率の差を検討している[13]．off label 病変（左冠動脈主幹部，AMI の責任病変，左室機能不全，3 枝病変，びまん性病変，屈曲病変）においては slow flow 発生率，周術期心筋梗塞のいずれも on label 病変よりも高い傾向にあった[13]．特に病変長が長ければ長いほど，slow flow 発生率が高いことを筆者らの年

表1　ロータブレーターにおける重大合併症予測因子

Independent Variables	Dependent Variable : Composite Complications		
	Odds Ratio	95% Confidence Interval	P Value
Age（1-y increase）	1.03	1.02-1.05	<0.001
Male sex	0.75	0.54-1.06	0.096
Smoker	0.73	0.47-1.10	0.141
Impaired kidney function	1.59	1.15-2.19	0.004
History of previous myocardial infarction	1.69	1.21-2.35	0.002
Emergent PCI	4.02	1.66-8.27	<0.001
Culprit of acute coronary syndrome	1.04	0.48-2.59	0.927
Number of diseased vessels			
Single-vessel disease（Reference）	...	...	...
Double-vessel disease（vs single-vessel disease）	1.55	1.04-2.32	0.032
Triple-vessel disease（vs single-vessel disease）	2.17	1.43-3.28	<0.001
Left main disease（vs single-vessel disease）	2.54	1.51-4.17	<0.001
Institutional class			
Low-volume institution（Reference）	...	...	...
Middle-volume institution（vs low-volume institution）	0.92	0.59-1.49	0.739
High-volume institution（vs low-volume institution）	0.56	0.36-0.89	0.011

PCI indicates percutaneous coronary intervention.

（Sakakura K, et al. Circ Cardiovasc Interv 2016；9：e004278. より許可を得て転載）

代の異なる2つのデータベースからもそれぞれ報告している[6,14].

4 ロータブレーター後の予後に関するエビデンス

ロータブレーター後の予後については，無作為化試験であるROTAXUS studyが最も重要な研究である[15]．これは合計240名の石灰化病変患者を120名の「ロータブレーター＋薬物溶出ステント留置群」と120名の「標準治療（バルーン等）＋薬物溶出ステント群」に無作為割り付けを行い，primary endpointとして，9ヵ月時点でのin-stent late lumen lossを測定した[15]．結果は，急性期のacute gainがロータブレーター群で良好であった（1.56±0.43 vs. 1.44±0.49mm，P=0.01）にも関わらず，late lumen lossはロータブレーター群で大きいというものであった（0.44±0.58 vs. 0.31±0.52，P=0.04）．このことから，ロータブレーターで石灰化をmodifyすることが長

期の成績を改善するということは示せな
かったことになる．また，後に報告された
ROTAXUSの2年間フォローアップのデー
タでは，MACEの発生はロータブレー
ター群で29.4％，標準治療群で34.3％に認
められた[16]．一方で，ROTAXUS studyに
おいては標準治療群の15名（12.5％）が石
灰化のため，ロータブレーターが必要でク

ロスオーバー（標準治療群にも関わらず
ロータブレーターを施行）した．これらの
結果を考慮すると，ロータブレーターとい
うデバイスは長期予後を良くするというよ
りも，初期成功をより確実にするデバイス
であり，石灰化病変の長期予後という点で
は課題は残る．

文献

1) vom Dahl J, Dietz U, Haager PK, et al. Rotational atherectomy does not reduce recurrent in-stent restenosis : results of the angioplasty versus rotational atherectomy for treatment of diffuse in-stent restenosis trial(ARTIST). Circulation 2002 ; 105 : 583-588.
2) Sharma SK, Kini A, Mehran R, et al. Randomized trial of rotational atherectomy versus balloon angioplasty for diffuse in-stent restenosis(ROSTER). Am Heart J 2004 ; 147 : 16-22.
3) Yamamoto K, Sakakura K, Taniguchi Y, et al. A case of severely calcified neoatherosclerosis after paclitaxel eluting stent implantation. Cardiovasc Revasc Med 2017 ; 18 : 52-53.
4) Okamura A, Ito H, Fujii K. Rotational atherectomy is useful to treat restenosis lesions due to crushing of a sirolimus-eluting stent implanted in severely calcified lesions : experimental study and initial clinical experience. J Invasive Cardiol 2009 ; 21 : E191-196.
5) Safian RD, Feldman T, Muller DW, et al. Coronary angioplasty and Rotablator atherectomy trial(CARAT): immediate and late results of a prospective multicenter randomized trial. Catheter Cardiovasc Interv 2001 ; 53 : 213-220.
6) Sakakura K, Funayama H, Taniguchi Y, et al. The incidence of slow flow after rotational atherectomy of calcified coronary arteries : A randomized study of low speed versus high speed. Catheter Cardiovasc Interv 2017 ; 89 : 832-840.
7) Barbato E, Carrie D, Dardas P, et al. European expert consensus on rotational atherectomy. EuroIntervention : journal of EuroPCR in collaboration with the Working Group on Interventional Cardiology of the European Society of Cardiology 2015 ; 11 : 30-36.
8) Sakakura K, Taniguchi Y, Matsumoto M, et al. How should we perform rotational atherectomy to an angulated calcified lesion? Int Heart J 2016 ; 57 : 376-379.
9) Reisman M, Shuman BJ, Dillard D, et al. Analysis of low-speed rotational atherectomy for the reduction of platelet aggregation. Catet Cardiovasc Diagn 1998 ; 45 : 208-214.
10) Matsuo H, Watanabe S, Watanabe T, et al. Prevention of no-reflow/slow-flow phenomenon during rotational atherectomy--a prospective randomized study comparing intracoronary continuous infusion of verapamil and nicorandil. Am Heart J 2007 ; 154 : 994 e1-6.
11) Iwasaki K, Samukawa M, Furukawa H. Comparison of the effects of nicorandil versus verapamil on the incidence of slow flow/no reflow during rotational atherectomy. Am J Cardiol 2006 ; 98 : 1354-1356.
12) Sakakura K, Inohara T, Kohsaka S, et al. Incidence and Determinants of Complications in Rotational Atherectomy. Circulation : Cardiovascular Interventions 2016 ; 9 : e004278.
13) Sakakura K, Ako J, Wada H, et al. Comparison of frequency of complications with on-label versus off-label use of rotational atherectomy. Am J Cardiol 2012 ; 110 : 498-501.
14) Sakakura K, Ako J, Wada H, et al. Beta-blocker use is not associated with slow flow during rotational atherectomy. J Invasive Cardiol 2012 ; 24 : 379-384.
15) Abdel-Wahab M, Richardt G, Joachim Buttner H, et al. High-speed rotational atherectomy before paclitaxel-eluting stent implantation in complex calcified coronary lesions : the randomized ROTAXUS(Rotational Atherectomy Prior to Taxus Stent Treatment for Complex Native Coronary Artery Disease)trial. JACC Cardiovasc Interv 2013 ; 6 : 10-19.
16) de Waha S, Allali A, Buttner HJ, et al. Rotational atherectomy before paclitaxel-eluting stent implantation in complex calcified coronary lesions : Two-year clinical outcome of the randomized ROTAXUS trial. Catheter Cardiovasc Interv 2016 ; 87 : 691-700.

コラム 3 ▶ 精密機械なので，添付文書を守ることは大切

　筆者がロータブレーターを習い始めたのは2006年頃であるが，回転数は18万回転位で行っていたが，通過できないときにはmax回転まで上げていた．他の施設もmax回転で行っている術者の先生が多く，その後だんだんロータブレーターに慣れるにしたがって最初からmax回転で行うようになった．max回転はメリットしかなくて，デメリットはないと当時の自分は思い込んでいた．そこで，2010年頃に18万回転とmax回転でどのように成績が異なるかという前向き臨床試験を計画し，当時の倫理委員会に提出した．自分では自信のある臨床研究計画書であったが，当時の倫理委員の先生方からは「添付文書に19万回転以下と記載があるのに，19万回転以上のmax回転で行うということの危険性をあなたは理解していますか？」，「もし，この臨床研究で患者に事故が生じた場合，それはmax回転が原因でなかったとしても，添付文書外の使用方法を行っていたということで，あなただけでなく，施設として大きな批判を受ける可能性があることを理解していますか？」というコメントをいただき，撃沈した．その場ではとても悔しかったのであるが，後々考えると倫理委員の先生のおっしゃる通りであり，この研究は潔く断念した．時が過ぎ，日本では超低速回転のロータブレーターが流行していたので，今度は添付文書内の最大である19万回転と最低である14万回転の無作為前向き研究を計画し，倫理委員会に提出したところ何の問題もなく通過し，その後に研究を完遂し論文化することができた．さらに時が過ぎ，最近max回転だとロータワイヤーが内部ブレーキとWireClip™ Torquerだけでは抑えきれずに，回転してしまう可能性があることを報告した．つまり，max回転にはデメリットがある可能性があるということである．2010年当時の筆者には想像もつかなかったことを約8年後に発見したのは，驚きと同時に怖さが勝った．もし，2010年に臨床研究を行っていて，患者に事故があり，そのときは事故原因がわからなくて，時が過ぎてその原因に8年後の自分が気づいたとしたら…．今，筆者は当時の倫理委員の先生にいろいろな意味で感謝している．

4 ロータブレーターにおける イメージングデバイスの活用

Point

◆ロータブレーターにおいてもイメージングデバイス(IVUS, OCT)の活用は重要である.

◆以前に比べてIVUSカテーテルの通過性は良くなっているので, ロータブレーターを施行する前にIVUSを試みたい.

◆IVUSをうまく活用することで, ロータブレーターにおける安全性を高めることができる.

1 ロータブレーターにおける イメージングデバイス

ロータブレーターにおけるイメージングデバイスとしてあげられるのは血管内超音波検査 intravascular ultrasound (IVUS) と光干渉断層法 optical coherence tomography (OCT) であろう. 通常, 保険診療ではIVUSとOCTの両方が通ることはまれなので, どちらかを選択することになる. 筆者自身はこれまでほとんどの局面でロータブレーター症例にはIVUSを用いてきたので, 以下は主にロータブレーターにおけるIVUSの活用について述べる.

2 IVUS の有用性

ロータブレーターにおいてなぜIVUSが有用かを**表1**にまとめた.

a ロータブレーター施行前の IVUS

まず, IVUSはロータブレーターを行う前に行うことを推奨する. ロータブレーター前に行い, 病変を通過することができればロータブレーターのバーサイズの選択やガイドワイヤー (Floppy or Extra Support) の選択に有用である.

以前はIVUSカテーテルの病変通過性がそれほど良くなかったために, ロータブレーターが必要なほど石灰化を伴うような症例では, ロータブレーター前にIVUSカテーテルが通過することがまれであった. したがって, 結局そこからマイクロカテーテルを使って交換になると, 一手間余分にかかることになり, あまりロータブレーター前のIVUSを試みることはなかった.

しかし, 現在のIVUSカテーテルの病変

表1 なぜロータブレーターにIVUSが有用か

- 最初にIVUSを行うことで, ロータブレーターのバーサイズ決定やガイドワイヤの選択 (Floppy or Extra-support?) に役に立つ.

- 小さいバーでアブレーションした後に, 繰り返しIVUSを行うことで, サイズアップをすべきか, それともバルーン拡張すべきかを判断できる.

- ロータブレーター必要症例はostiumやLMT周りなど石灰化以外の面でも複雑な病変形態が多い. ロータブレーター後にもIVUSは複雑病変の治療に必要だから.

表2 ロータブレーター前のIVUSの見るべきポイント

- 石灰化は全周性なのか，そうでないのか？

- IVUSカテーテルが石灰化とコンタクトしているか？

- IVUSカテーテルが健常部位（プラークのない部分）とコンタクトしているか？

通過性はかなり向上しており，かなり厳しい石灰化病変でもある程度は通過する．また，通過しないまでも少しでも病変に入ることで，病変についてのある程度の情報および病変より近位部の血管の性状などを得ることができるのもIVUSの強みである．

ロータブレーター前のIVUSで確認すべきポイントを**表2**にまとめる．

1. 石灰化が全周性かどうか？

まず，石灰化が全周性かどうかを確認することは非常に重要である．全周性の石灰化と非全周性の石灰化，たとえば270度の石灰化は大きく異なる．270度の石灰化であれば，ロータブレーターを行ってもよいが，ロータブレーター以外の手段，たとえばnon-compliant balloonの高圧拡張で拡張が得られる可能性が十分にある．一方で，全周性の石灰化であれば，バルーン拡張のみでは難しくロータブレーターを要することが多い．したがって，まずは**図1**のように石灰化が全周性なのかどうかを確認する[1]．そして，全周性石灰化に対して有効なクラックを作ることが，ロータブレーターにおけるlesion modificationの目的であり，そのクラックをIVUSで確認することができる（**図2**）[2]．

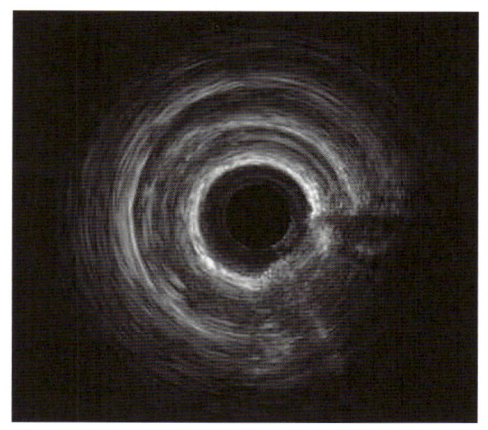

図1 napkin ring様の全周性石灰化
（Sakakura K, et al. JACC Cardiovas Interv 2017；10：e227-e229. より許可を得て転載）

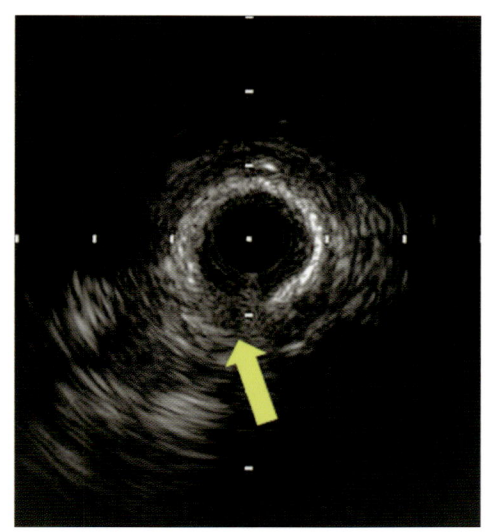

図2 ロータブレーター通過後にできた全周性石灰化のクラック
（Sakakura K, et al. Int Heart J 2017；58：279-282. より許可を得て転載）

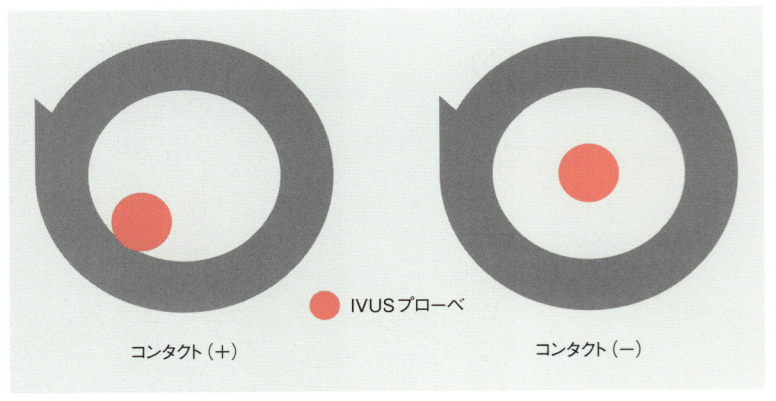

コンタクト（＋）　　　　　　　　　　　　　　　コンタクト（−）

IVUSプローベ

図3　IVUSカテーテルが石灰化とコンタクトしているか？
コンタクトがしっかりあれば，小さなバー（1.25mmや1.5mm）でクラックは
作成可能

2. IVUSカテーテルが石灰化とコンタクトしているか？

　次に重要な所見はIVUSカテーテルが石灰化にコンタクトしているかどうかを確認することである（図3）．IVUSカテーテルと石灰化のコンタクトが十分にあれば，小さなバーでもクラックを作成可能であるし，この部分のコンタクトが不十分だと小さなバーではクラックはできない．

3. IVUSカテーテルが健常部位とコンタクトしているか？

　そして，安全性という観点から重要なのは，IVUSカテーテルが健常部分，すなわちプラークのない部分にどれだけ接触しているかである（図4）[3]．この読みは非常に重要で，IVUSカテーテルが強く健常部分に接していれば，いくらdifferential cuttingとはいえ，健常部分をcuttingしてしまい，パーフォレーションをつくることがある．また，この健常部分との接触が病変のdistalであれば，安易なpolish runを避けることも重要である．まとめると，図5

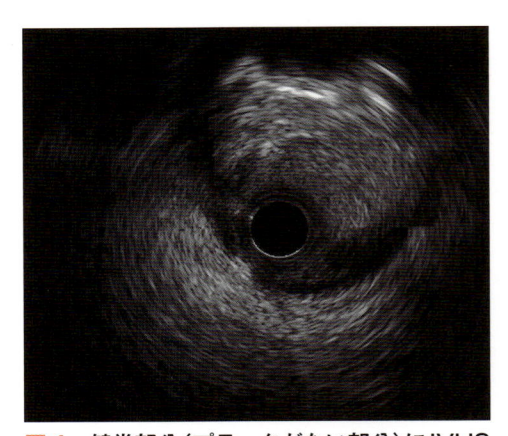

図4　健常部分（プラークがない部分）にIVUSカテーテルが強く接触している例
(Sakakura K, et al. Cardiovasc Revasc Med 2018；19：286-291.より許可を得て転載)

のように石灰化のパターンおよびその石灰化に対してIVUSプローベがどのような位置にあるのかを確認していくことが重要である[3]．

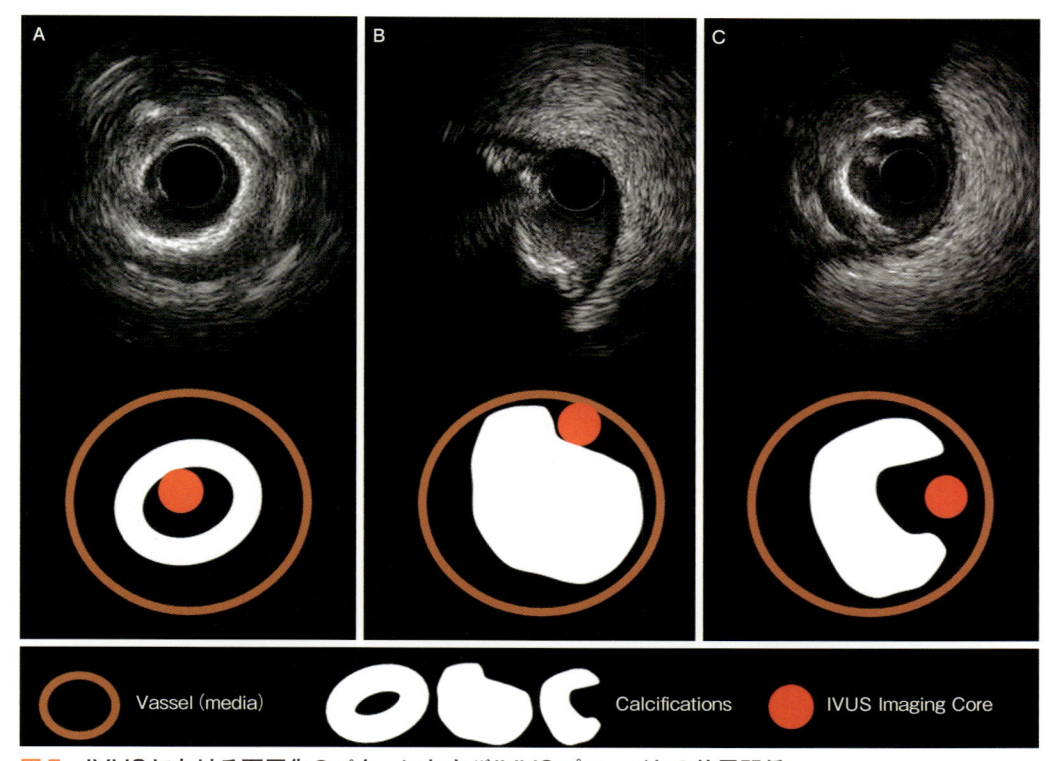

図5　IVUS における石灰化のパターンおよび IVUS プローベとの位置関係

A：IVUS では全周性の石灰化が示されている．IVUS のイメージングコアは 11 時の方向で石灰化と非常に近い位置関係にあり，ほぼ接している．したがって，ロータブレーターで効率的に石灰化をアブレーション可能である．

B：IVUS は偏心性の高度石灰化を示している．IVUS のイメージングコアは石灰化に接しているが，2 時の方向で正常血管壁にも接している．バーは石灰化を削るかもしれないが，同時に正常血管壁も削るかもしれず，その場合はパーフォレーションにつながる．術者はこの IVUS 所見からパーフォレーションのリスクが非常に高いと認識し，ロータブレーターを行うとすれば 1.25 mm や 1.5 mm という小さなバーを用いることを考慮する．

C：IVUS は約 270 度の石灰化を示しているが，IVUS のイメージングコアは石灰化部分に接触していない．したがって，小さなバーで効率的にアブレーションすることは困難である．この状況では 3 つのオプションがある．1）大きなバーを用いる，2）RotaWire™ Extra Support を用いるなどのワイヤーバイアスを変える，3）ロータブレーター以外の前処置を行う，ということを検討する．

（Sakakura K, et al. Cardiovasc Revasc Med 2018；19：286-291. より許可を得て転載）

b 小さなバーでのアブレーション後の IVUS

　小さなバー（1.25 mm もしくは 1.5 mm）でアブレーションした後は，基本的に IVUS カテーテルは石灰化病変を完全に通過できることが多い．ロータブレーター前にも IVUS を行っていれば，ロータブレーターでどれくらいのゲインがあったのかがよくわかり，さらなるバーサイズアップが必要かどうかを知ることができる．IVUS を有効活用した症例を図6に示す[3]．

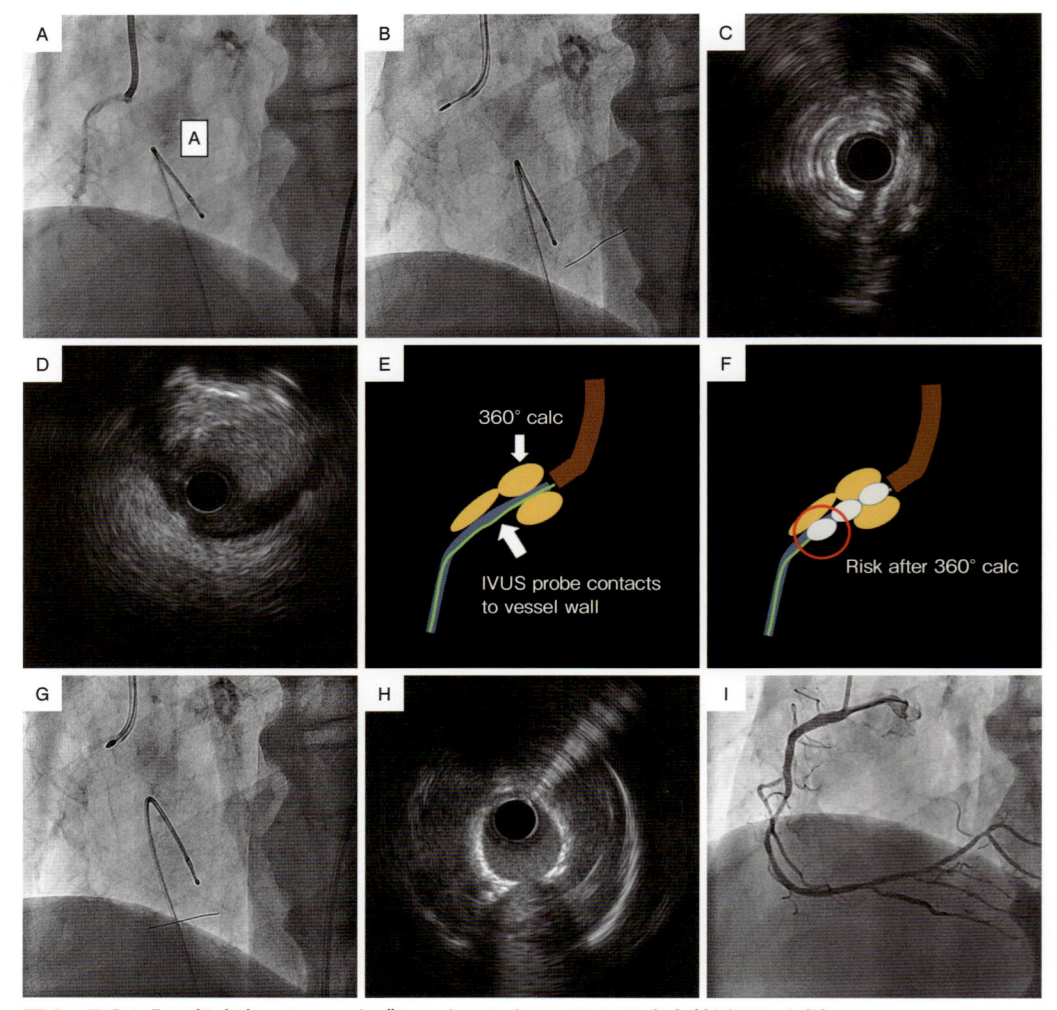

図6 RCA入口部病変へのロータブレーターにおいてIVUSを有効活用した例

A：冠動脈造影は右冠動脈入口部の高度石灰化を示している.

B：バー1.25mmでロータブレーターを施行.

C：バー1.25mmでのアブレーション後のIVUS像. 6時方向にクラックを伴う全周性の石灰化を認める.

D：バー1.25mmでのアブレーション後，全周性石灰化よりも奥の部分でのIVUS像. IVUSイメージングコアは7時方向で非石灰化の血管壁に接触している.

E：IVUSから判明した石灰化の分布.

F：IVUSプローベが全周性石灰化の奥の部分で正常血管壁と接触しているため，石灰化の奥までアブレーションすることで血管への障害のリスクが増える.

G：バー2.0mmにサイズアップして，アブレーションしているが，全周性石灰化を超えないように慎重に行っている.

H：バー2.0mm後のIVUS像.

I：病変は薬物溶出ステントの追加により良好に拡張された.

（Sakakura K, et al. Cardiovasc Revasc Med 2018；19：286-291. より許可を得て転載）

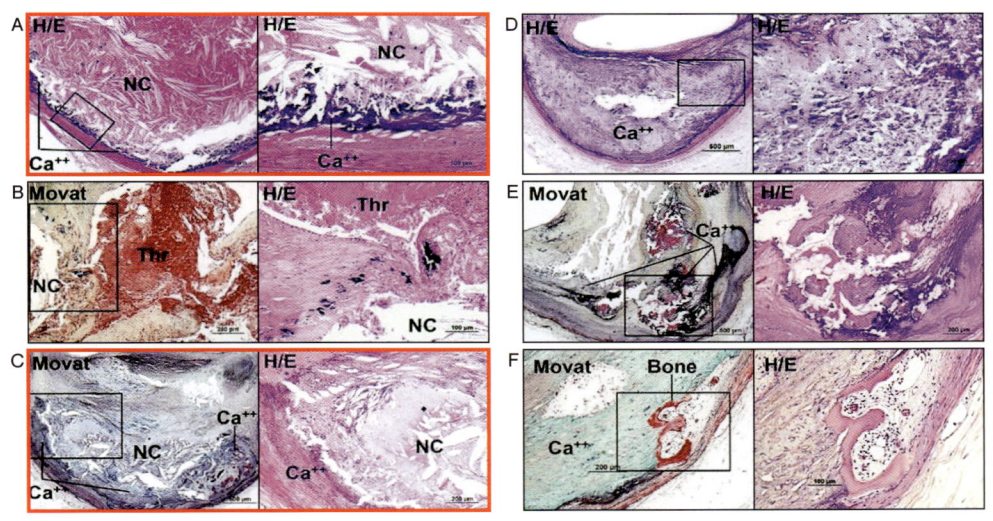

図7　病理からみた冠動脈石灰化

necrotic core（＝foamy macrophage rich tissue）の後ろにcalcificationがあると，OCTではcalcificationを同定できないことがある．

（Otsuka F, Sakakura K, et al. ATVB 2014；34：724-736.より許可を得て転載）

c ロータブレーター必要症例における IVUS

　また，血管病理における石灰化は1つのパターンにとどまらず，数種類のパターンをもっている（図7）[4]．意外と多いのが壊死性成分（necrotic core）を伴う石灰化であり，necrotic core内にはfoamy macrophageが多く存在するためOCTではnecrotic core 背面の石灰化を同定できないことがある．ロータブレーターを必要とする高度石灰化を伴うステント内再狭窄の症例においてOCTでは石灰化を同定できず，IVUSで石灰化を同定できた症例を図8に示す[5]．また，ロータブレーターを必要とするような病変は基本的にはLMT周りや右冠動脈（RCA）入口部などのPCIとしてcomplexな病変が多い．IVUSはそういったcomplex PCI自体を完遂するためにも有用である．

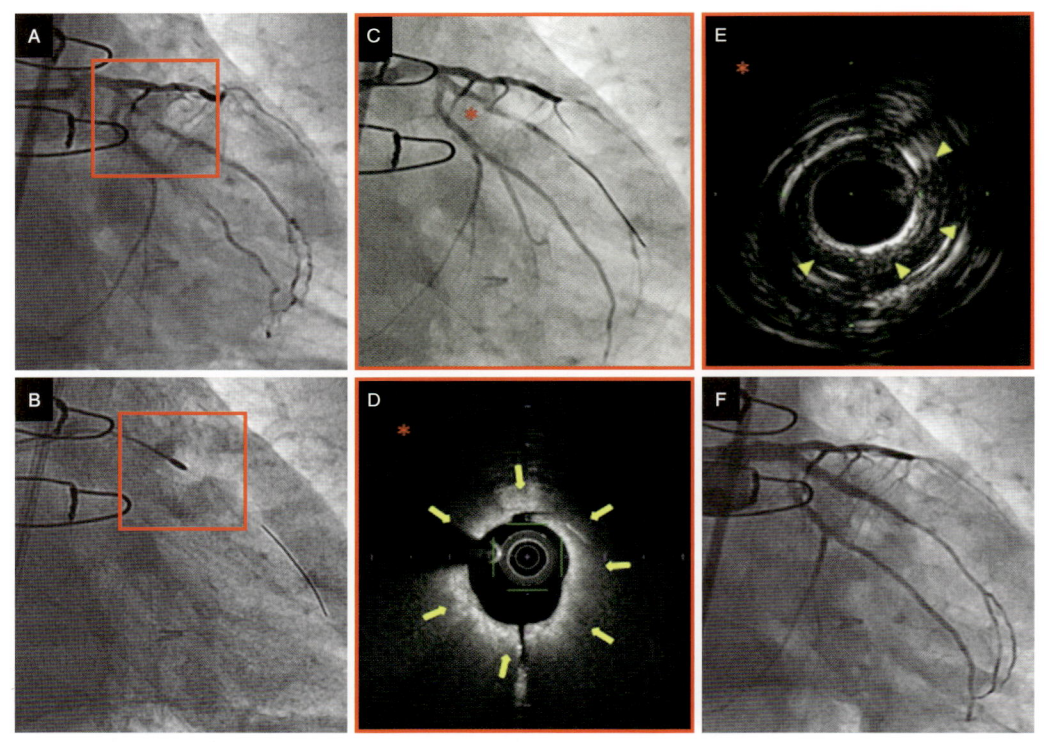

図8　高度石灰化を伴うステント内再狭窄で，OCTでは同定できない石灰化をIVUSで同定できた1例

A：治療前の冠動脈造影.
B：バー1.25mmでロータブレーター施行.
C：ロータブレーター後の冠動脈造影.
D：ロータブレーター後のOFDI像.　新生内膜とみられる部分が強い減衰（⇨）を伴うhigh intensity signalで取り囲まれており，深層およびステントストラットは観察できない.
E：ロータブレーター後のIVUS像.　表在性石灰化（▷）が明らかである.
F：最終造影.

（Yamamoto K, Sakakura K, et al. Cardiovasc Revasc Med 2017；18：52-53. より許可を得て転載）

文献

1) Sakakura K, Taniguchi Y, Tsukui T, et al. Successful removal of an entrapped rotational atherectomy burr using a soft guide extension catheter. JACC Cardiovasc Interv 2017；10：e227-e229.
2) Sakakura K, Taniguchi Y, Yamamoto K, et al. When a burr can not penetrate the calcified lesion, increasing burr size as well as decreasing burr size can be a solution in rotational atherectomy. Int Heart J 2017；58：279-282.
3) Sakakura K, Yamamoto K, Taniguchi Y, et al. Intravascular ultrasound enhances the safety of rotational atherectomy. Cardiovasc Revasc Med 2018；19：286-291.
4) Otsuka F, Sakakura K, Yahagi K, et al. Has our understanding of calcification in human coronary atherosclerosis progressed？ Arterioscler Thromb Vasc Biol 2014；34：724-736.
5) Yamamoto K, Sakakura K, Taniguchi Y, et al. A case of severely calcified neoatherosclerosis after paclitaxel eluting stent implantation. Cardiovasc Revasc Med 2017；18：52-53.

コラム4 ▶ calcified noduleへのロータブレーター

　近頃，石灰化病変の一つのタイプとして，calcified noduleという言葉を耳にすることが増えていると思う．一般には偏心性の石灰化病変で，石灰化成分が内腔側に凸になるような病変のことをcalcified noduleと呼ぶようになっている．ただ，もともと冠動脈におけるcalcified noduleという病態は筆者が留学中に師事していたRenu Virmani先生が病理上の定義をしており，急性冠症候群の原因となる血栓を伴う病態のことをいう．つまり，一般にわれわれがcalcified noduleと呼んでいるものは，病理上はnodular calcificationと呼ばれており，「nodular calcification＋血栓＝calcified nodule」というのがオリジナルの定義になる．ただ，言葉としての認知度はcalcified nodule＞nodular calcificationであり，ここでは一般にいわれているcalcified nodule（血栓がない，内腔側に凸の石灰化）へのPCIおよび，ロータブレーターについて書いてみたいと思う．

　以前はおそらくイメージングデバイスのプロファイルが大きく，通過性が悪かったため，calcified noduleがどれくらいロータブレーターで削れたかをロータブレーター前と後で比較することは難しかったと思う．しかし，今はイメージングデバイスの通過性が良くなったため，calcified noduleをロータブレーターの前後に観察できる機会も増えている．多くのcalcified noduleは偏心性であり，突出した石灰化の反対側は正常血管であり，しばしば全くプラークがない．ロータブレーターのdifferential cuttingという理屈が完全であれば，石灰化のみが削れるはずだが，残念ながらそうではないためcalcified noduleに対していきなり大きなバーで攻めれば，反対側の正常血管のところでパーフォレーションのリスクが大きくなる．一方で，小さなバーが，突出した石灰化の頂点にあたる保証はないため，ロータブレーターの効果自体が限定的になる．また，ロータブレーター後のバルーン拡張やステント留置においても，片側は偏心性の高度石灰化でその対側は正常血管というcalcified noduleであれば，大きく拡張すればパーフォレーションのリスクが高くなる．さらに悪いことに，せっかく頑張ってロータブレーターで削って，薬物溶出ステント留置をしたのに慢性期にステント内に石灰化が突出するような形の再狭窄を経験することもある．

　ということで，現状では「ロータブレーターが必要かどうか？」，「バーは大きいバー？ 小さいバー？」，「どんなステントなら，再狭窄を防げるのか？」などcalcified noduleに関してはさまざまな問題が解決していない．近年の大きな課題であった慢性完全閉塞へのPCIがさまざまなデバイスやテクニックで成功率が上昇しているなか，calcified noduleは現在のデバイスやテクニックではまだ満足した成績が出せない領域なのだと思う．何らかのブレークスルーがcalcified noduleの克服には必要ではないかと感じている．

5 ロータブレーターを安全に行う工夫

Point 〰〰〰

◆ できるだけバーを強く押さないことはきわめて重要であるが，どうすれば押さなくてもよいかということを考える必要がある．

◆ ロータブレーターにおいてはすべての石灰化部分を通過させる必要はない．lesion modificationのゴールはステント留置前に病変が十分に拡張することであり，バルーン等との組み合わせを考える．

◆ 大きなバーで削ることが必ずしも良好な長期予後と関連しないため，バーサイズはリスクがあると考えれば，あまり無理する必要はない．

筆者はロータブレーターに触れる機会が比較的多いが，どうすれば安全に使用できるのだろうか？ ということをいまだに自問している．まだまだ自分自身，迷いながら行っている部分も多いが，迷ったり考えたりする分，新しい気づきがあったりもする．ここでは，筆者が考えるいくつかの工夫について述べる（表1）．

1 工夫①できるだけバーを強く押さない

おそらく，すべてのロータブレーターの術者はバーを強く押すことが多くの合併症の原因になることを知っており，できるだけ強く押さないようにしているはずである．しかし，実際には強く押してしまうことがある．どんなときに強く押してしまうかというと，おそらく，なかなかバーが標的病変を通過しないとき，もしくはバーを早く通過させたいときではないかと考える．

実際，なかなかバーが通過しないだけなら良いが，ST上昇や患者の胸痛を伴った

りすると術者としては，どうしても早く通過させたくなる．したがって，一般的なアドバイスとして「できるだけバーを強く押さないようにしましょう」というのはおそらく不十分であり，「強く押さなくてもいいロータブレーターを行うためには，どんな準備をすれば良いか？」ということが重要であろう．バーを強く押さないための，準備を表2にまとめた．

a ガイドカテーテルのバックアップが取れる形状を使用する

それぞれを説明する前に，図1を見ていただきたい．図1は筆者が以前に施行したロータブレーターの症例報告である[1]．LMTの高度石灰化を伴う狭窄に対して，LM-LADとLM-LCXの両方にバー1.5mm→バー2.0mmでロータブレーターを施行している．まず，図1Bを見ていただくとバーは2.0mmであるがガイドワイヤーが非常に浅いことにお気づきになるだろう．おそらく当時の筆者はtargetがLM-LCX just proximalなので，あまりガイドワイヤーを深くする必要がないと判断した（というよりも，最初はある程度奥にまで入れ

表1　ロータブレーターを安全に行う工夫

- ・工夫1．できるだけバーを強く押さない
- ・工夫2．すべての石灰化部分をpassする必要はない
- ・工夫3．長期の成績が良くなるに越したことはないが，まずは安全に初期成功を目指す

表2　バーを強く押さないための準備

1. できるだけガイドカテーテルのバックアップが取れる形状を使用する．
2. ガイドワイヤーを十分に末梢まで進める．
3. 最初は小さなバー（1.25mmか1.5mm）から開始する．
4. 高リスク病変（3枝病変，左室収縮能低下，左冠動脈主幹部）では事前にIABPを挿入することを考慮する．

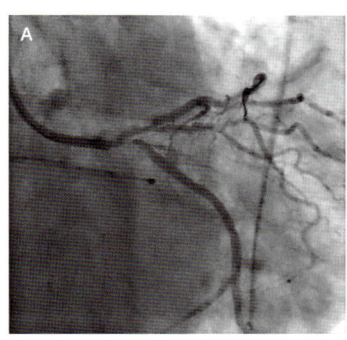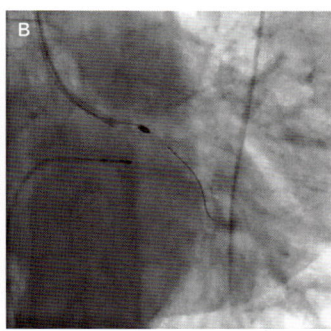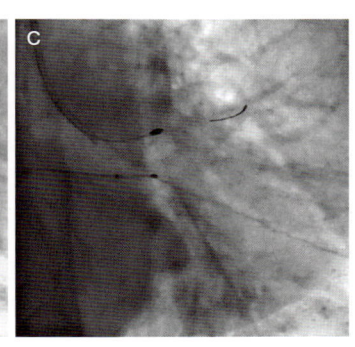

図1　ロータブレーターにおける不十分なガイドワイヤーおよびガイドカテーテルの例
（Sakakura K, et al. Cardiovasc Interv Ther 2011；26：274-277.より許可を得て転載）

ていて，途中から抜けてきた．しかし，その抜けてきたことを許容した）と思われるが，これは間違いである．特に図1Cを見ていただくと，ガイドワイヤーが浅いのみならず，ガイドカテーテルも浅くなっている．これは病変を通過させるために，筆者がある程度強めにバーを押しており，その反作用でガイドカテーテルが落ちかけている．つまり，ガイドカテーテルのバックアップが弱く，またガイドワイヤーが浅いため，結果的にバーを強く押してしまっている．幸い，この症例はトラブルなく治療が成功し，無事症例報告にもなっているのであるが，注意が必要である．したがっ

て，まずはできるだけガイドカテーテルのバックアップがしっかりと取れる形状を使用することが重要と考える．左冠動脈であれば，long tipタイプのEBUやCLSなど，右冠動脈であればALタイプなどである（右冠動脈入口部にはALは不向き）．ただ，さすがにCTOほどのバックアップは不要と考えるので，たとえばEBUやCLSをあえて大きめのサイズで入れにいくということまでは必要ないと考える．

b ガイドワイヤーを十分に末梢まで進める

　次に重要なのはガイドワイヤーを十分に末梢まで進めるということである．ガイド

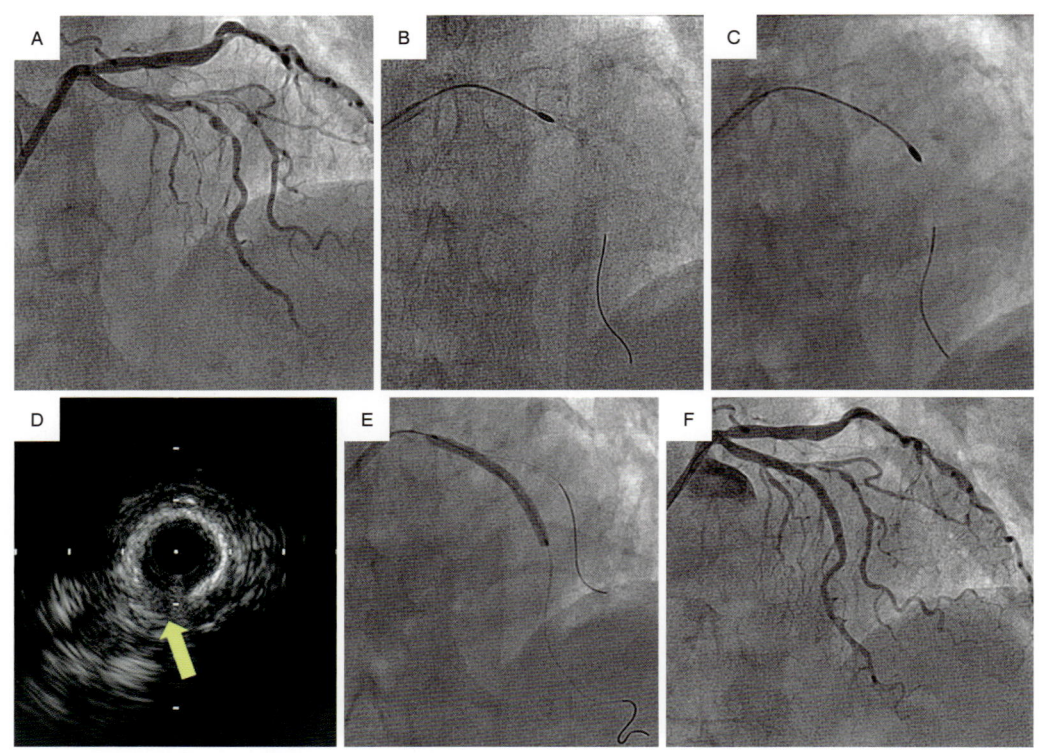

図2　バー1.25mmが通過せず，バー1.5mmが通過した症例

A：冠動脈造影上，左前下行枝中間部に石灰化を伴う狭窄を認める．
B：バー1.25mmが石灰化病変を通過できない．
C：バー1.5mmが石灰化病変を通過することができた．
D：IVUSではクラック（⇨）を伴う全周性石灰化を認めた．
E：エベロリムス溶出ステント（2.5×38mm）を留置．
F：最終造影．

（Sakakura K, et al. Int Heart J 2017；58：279-282.より許可を得て転載）

ワイヤーが浅いとバックアップが弱くなり，結果として上記の図1のようにバーを強く押す形になってしまう．したがって，できる限りガイドワイヤーは冠動脈末梢付近まで入れておくべきである．ガイドワイヤーを末梢まで持ち込む際にはマイクロカテーテルを用いるのが一般的であるが，このマイクロカテーテルの長さにも注意が必要である．130cmのマイクロカテーテルでは，大きな右冠動脈末梢まで届かないこ

とがある．したがって，135cm長のもののほうが有利に働くことがある．また，第1章で述べたように末梢まで入れたガイドワイヤーがバーを病変部に進めるに際して抜けてこないようにする工夫も重要である．

C 最初は小さなバーから使用する

また，最初は小さなバー（1.25mmか1.5mm）から開始するとういうことも重要である．ロータブレーターが石灰化を削る

プロセスは基本的にはヤスリのように，sandingである．したがって，バーは小さいほうが研磨する量が少ないため，通過に要する時間は短くなる．高度狭窄病変に対して最初から大きなバー（1.75 mmか2.0 mm）を用いれば，それだけ通過には時間がかかる．

また，単に時間がかかるだけならば，じっくりと行えばよいのかもしれないが，通過させるまでST上昇が続くことがある．そうすると，術者の心理はSTが上昇している状況を早く打開したいというものになり（循環器内科医としての本能に近いものがあると思う），結果としてバーを強く押してしまうことになる．最初から大きなバーを用いるメリットや保険上の縛りもあるとは思うが，経験の浅い術者はやはり小さなバーから始めるほうが安全であるし，バーが通過しないときにはまずはサイズダウン（1.75 mm → 1.5 mm や 1.5 mm →1.25 mm）を考えるのが安全である．

しかし，時にサイズダウンではなく，サイズアップで通過することがある．図2に示す症例は，高度石灰化のLAD病変への治療であるが，バー1.25 mmをRotaWire™ Floppyで行って通過できず，バー1.25 mmとRotaWire™ Extra Supportの組み合わせにしても通過せず，バー1.5 mmにサイズアップしたところ容易に通過した[2]．これは，バーの長径がすべて同じであるがために生じた現象と考えられる（図3）[2]．すなわち，直線的な病変であれば，バー1.25 mm，1.5 mm，1.75 mm，2.0 mmが通過必要なスペースはそれぞれ1.25 mm，1.5 mm，1.75 mm，2.0 mmと徐々に大きくなるのであるが，屈曲病変だとバーは進

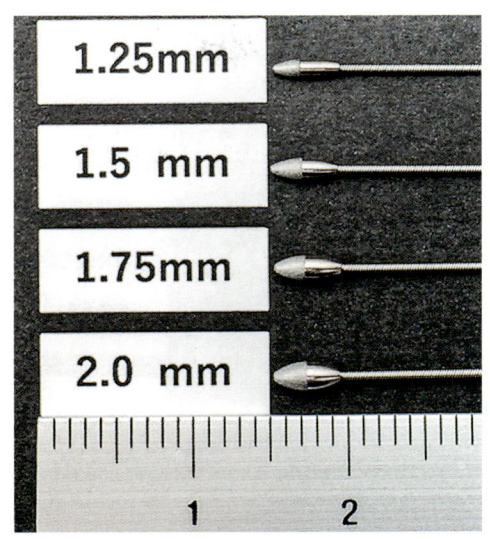

図3 バーの長径はすべてのサイズで同じ
(Sakakura K, et al. Int Heart J 2017；58：279-282. より許可を得て転載)

行時に斜めの状態になり，その斜めのバーが通過するのに必要なスペースは1.25 mm，1.5 mm，1.75 mm，2.0 mmのいずれもそれほど変わりがなくなる（図4）．したがって，本症例では1.25 mmのバーでは屈曲部で旋回するだけのスペースを作ることができず，1.5 mmのバーでは旋回するスペースを作ることができたと推測される（図5）．したがって，重要なのは強く押さないことであり，屈曲病変は1.25 mmがダメなら，1.5 mmにサイズを上げるというのも一つの選択肢であると考える．

d 高リスク病変

高リスク病変（3枝病変，左室収縮能低下，左冠動脈主幹部）においては，ロータブレーター中の急変が十分に起こりうる．ロータブレーターを行っている血管にslow flowが生じたり，バーがなかなか通過せずST上昇が続いたりすると，一気

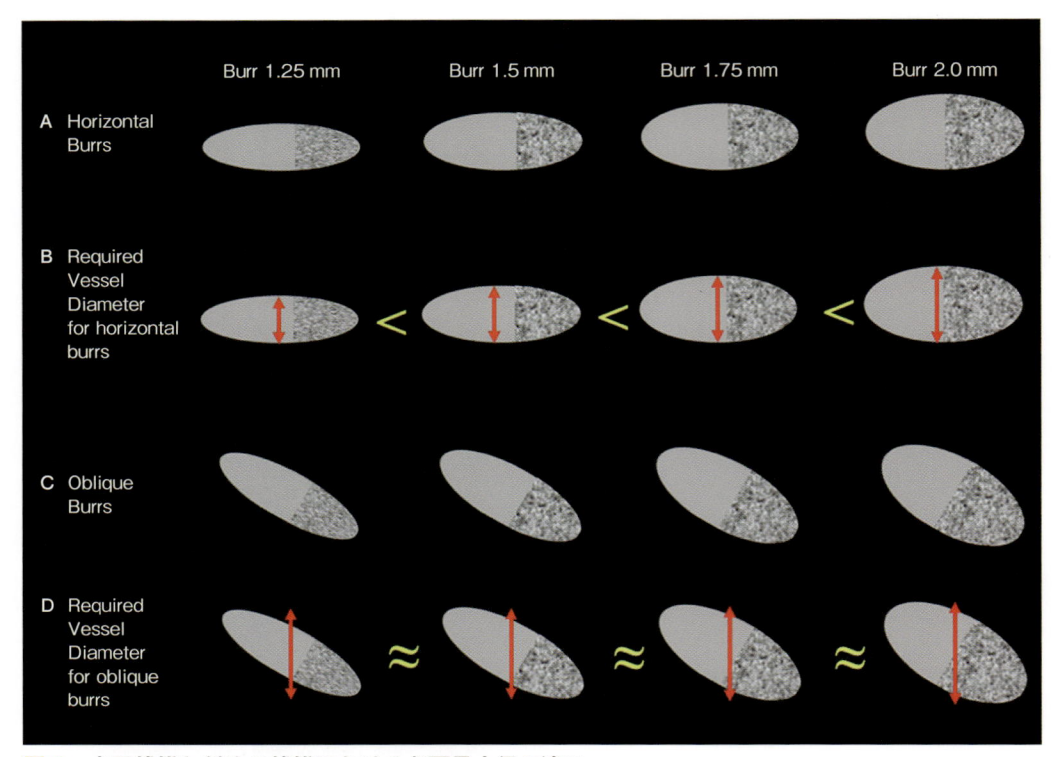

図4　水平状態と斜めの状態における必要最小径の違い
水平な位置でのバーと斜めになった位置でのバー.
A：それぞれのバーの短径は異なるが，長径はすべてのバーにおいて同じである.
B：水平にバーが通過するために必要な血管の直径は1.25mm，1.5mm，1.75mm，2.0mmのバーにおいて，それぞれ1.25mm，1.5mm，1.75mm，2.0mmとなる.
C：斜めの位置でのバー.
D：斜めの位置でのバーが通過するのに必要な血管直径は水平なバーが通過するのに必要な血管直径と異なる. それぞれのバーの長径が同じであるため，斜めの状態であればバーが通過するのに必要な血管直径は各バーでほぼ同じになる.

（Sakakura K, et al. Int Heart J 2017；58：279-282. より許可を得て転載）

に血圧が下がって，collapseすることがある. 術者としては，そういった状況は避けたいがために，どうしても早くバーを通過させたいと考え，バーを強く押してしまう. このような状況を避けるには，事前にIABPを留置することが効果的である. 最初から，IABPが入っていれば血行動態が突然崩れるリスクは大幅に減るため，術者は落ち着いてロータブレーターを施行する

ことができる. また，IABPを入れないまでも，大腿動脈にシースを確保しておくことも有用である. 術者の心理状況としては，いざというときにIABP（もしくはV-A ECMO）を素早く入れることが可能であるという保険を持っておくことで，より落ち着いてロータブレーターを施行することができる.

　筆者はelectiveかつリスクの高いロータ

ブレーター症例では，できるだけ事前に単純CT（造影があればベター）を胸腹部で撮影するようにしている．事前のCTで大動脈にshaggy aortaを認めれば，IABPは禁忌であり，IABPサポートのロータブレーターというストラテジー自体を見直すきっかけになる．また，腹部大動脈～腸骨動脈にかけては問題ないが，胸部大動脈にshaggy aortaや瘤形成などのIABPが禁忌の要素があれば，ロータブレーター前に大腿動静脈にA，Vシースを確保しておき，急変時はV-A ECMOを入れると覚悟を決めておくことで，落ち着いてロータブレーターができると思われる．高リスク病変はどれくらいリスクがあるのか，事前にIABP挿入を行うほうがよいか，急変したときにはIABPなのかV-A ECMOなのか，どれくらい急変しそうかなどを総合的に予想し，事前にシュミレーションしておくことで，焦らずに落ち着いたロータブレーターが可能になる．

2 工夫②すべての石灰化部分を pass する必要はない

これは主にストラテジーの問題であるが，ロータブレーターによる石灰化病変の前処置において，ロータブレーターが病変全長を通過する必要性はない．現在のロータブレーターの使用方法の9割以上が薬物溶出ステント留置前の lesion preparation と思われる．lesion preparation のゴールは留置するステントが十分に拡張するだけの前処置を行うことであり，この目的のためにはロータブレーターとバルーンをうまく組み合わせることで，安全性は飛躍的に

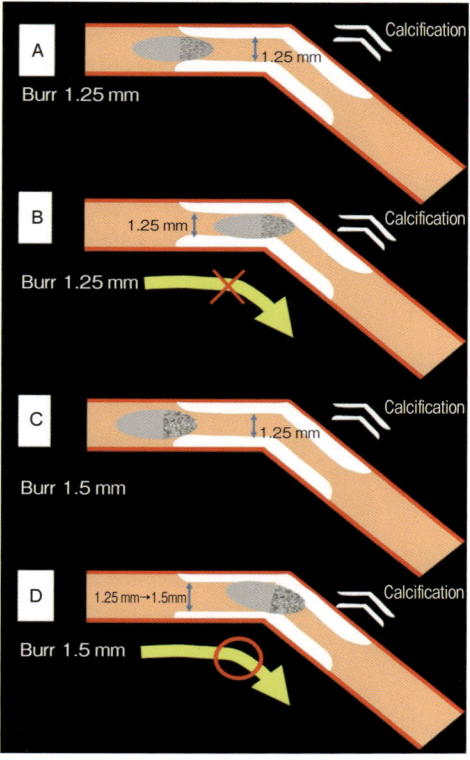

図5　推察される本症例で生じた現象
1.25mmのバーが通過しなかった病変を1.5mmのバーがなぜ通過したのかを説明するシェーマ
A：血管の直径が1.25mmだったと仮定すると1.25mmのバーは血管の直線部分を進むことができる．
B：しかし，1.25mmのバーが斜めになるだけのスペースを1.25mmバーは作ることができないため，屈曲部分で進まなくなる．
C：一方で，1.5mmのバーは血管の直線部分を1.25mmから1.5mmに拡張しながら進む．
D：1.5mmのバーは斜めになるだけのスペース（旋回するスペース）を近位部に作ったことで，屈曲部を通過することができる．
（Sakakura K, et al. Int Heart J 2017；58：279-282. より許可を得て転載）

高まると考える（**図6**）[3]．
特に屈曲をまたいで石灰化が連なっている場合には非常に注意が必要である．実際，筆者らも屈曲＋石灰化という組み合わ

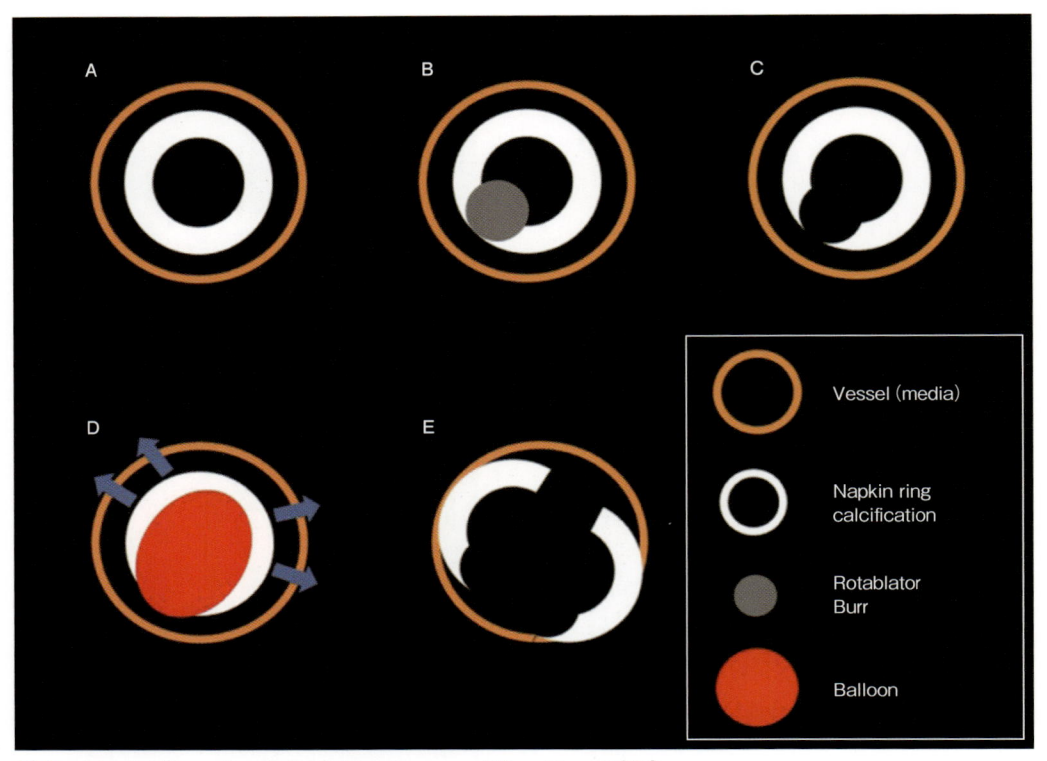

図6　ロータブレーターにおける lesion modification の概念
The lesion modification hypothesis using a 2-dimensional model.
A：napkin ring 様の高度石灰化はクラックなしでは拡張しない.
B，C：小さなバーでクラックを作成することが lesion modification における最も重要なポイントである.
D，E：有効なクラックがあれば，napkin ring 様の高度石灰化もバルーンで拡張される.
(Sakakura K, et al. Int Heart J 2016；57：376-379 より許可を得て転載)

せでバーのスタック[4]や wire bias による
パーフォレーション[5]を経験しており，ど
うすれば合併症を減らせるかということを
模索してきた．そのなかで考えたのが，
「halfway rotational atherectomy」という
概念で，あえて屈曲部を越えずに手前だけ
をアブレーションし，屈曲および後半部分
はバルーン拡張を追加するという方法であ
る[3]．理屈としては，石灰化が連続して連
なっていれば，前半部分をしっかりとアブ
レーションすることで後半部分にも亀裂が

入りやすくなり，結果としてアブレーショ
ンに成功するというものである（図7）[3].
この考え方でうまく治療できた症例を示す
（図8）.

　この halfway rotational atherectomy と
いう考え方は屈曲病変以外にも応用可能で
ある．まっすぐであったとしても，びまん
性の病変長が長い病変に対してロータブ
レーターを施行すると高確率で slow flow
を生じる．それであれば，そのようなびま
ん性病変に対して，安全に削れる部分まで

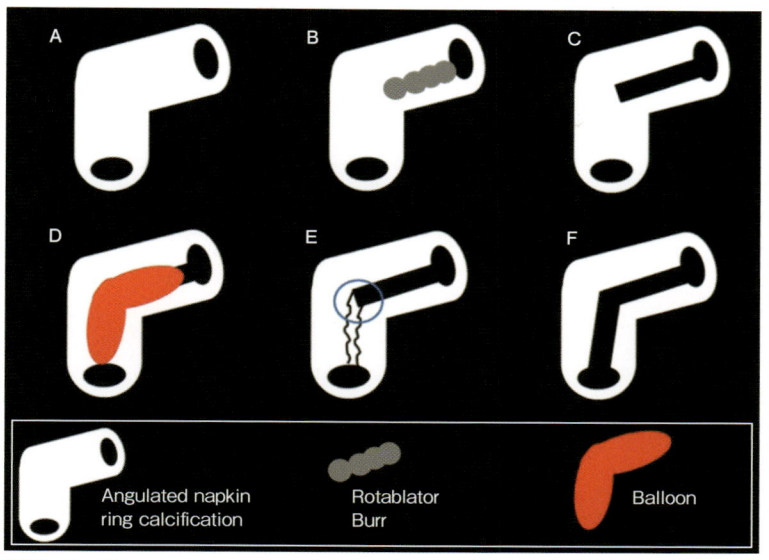

図7 halfway rotational atherectomyの概念図

The lesion modification hypothesis for an angulated calcified lesion using a 3-dimensional model.

A：高度石灰化かつ屈曲を伴う病変はクラックなしでは拡張しえない.

B，C：小さなバーによって屈曲手前の直線部分のみにクラックを作成する.

D：屈曲を越えた部分にまで高圧バルーン拡張を行う.

E，F：バルーン拡張によって，屈曲を越えた部分まで連続するクラックが形成される可能性がある．なぜなら，パネルEの青丸の部分はバルーン拡張によって非常に高い圧を受けるからである.

（Sakakura K, et al. Int Heart J 2016；57：376-379. より許可を得て転載）

削っておいて，残りはバルーンで拡張を試みるという方法も halfway rotational atherectomy というカテゴリーに含まれると考える． halfway rotational atherectomy と通常のロータブレーターの比較を**表3**に示す.

この halfway rotational atherectomy という方法の最大の利点は，まずこの方法でやってみて，ダメなら通常のロータブレーター（conventional rotational atherectomy）に切り替えることが容易なことである．すなわち，halfway で行って，バルーン拡張して広がればラッキー，ダメなら通常のや

り方に切り替えるという方法は安全性という点で優れていると考える．実際，びまん性の高度石灰化病変において360度の石灰化が最初から最後まで連続していることはむしろまれであり，一部の石灰化は270度までだったりと病変内でのバラつきが多い（**図9**）[6]．360度の石灰化部分への拡張はロータブレーターが必須かもしれないが，270度の石灰化部分はバルーンでも拡張するかもしれない．360度だけでなく，270度の石灰化も含めてすべての病変をロータブレーターで通過させようとすることはかなりのストレスで，合併症リスクも増える

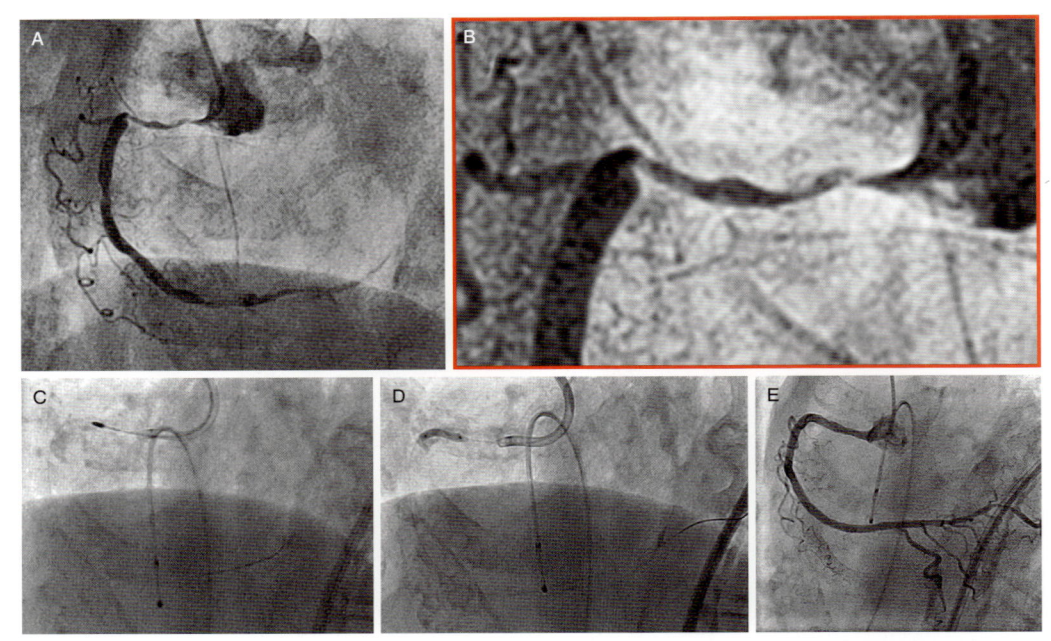

図8 halfway rotational atherectomy という考え方で治療をした RCA 高度石灰化かつ屈曲
の症例

A：右冠動脈近位部と遠位部に高度狭窄を認める.
B：右冠動脈近位部の病変は高度石灰化および屈曲を伴っている.
C：バー1.5mmでアブレーションを行ったが，意図的に屈曲部は越えないように，屈曲手前のみをアブレーションした.
D：ロータブレーター後に2.5mmのnon-compliant balloonを屈曲を越えるところまで進め，拡張した.
E：最終造影.

（Sakakura K, et al. Int Heart J 2016；57：376-379. より許可を得て転載）

表3 halfway rotational atherectomy と通常のロータブレーターの比較

	Halfway rotational atherectomy	Conventional rotational atherectomy	Comments
Advantages	Low risk of vessel perforation or burr entrapment during rotational atherectomy	The lesion can be easily dilated with a balloon, if the burr advances beyond the angle.	The manufacturer does not recommend Rotablator for angulated (≧45°) lesions (Contraindication).
Disadvantages	There is no guarantee that the lesion beyond the angle would be dilated with a balloon following halfway rotational atherectomy.	The risk of vessel perforation and burr entrapment is greater, when the angle of the lesion is steeper.	Switch from halfway rotational atherectomy to conventional rotational atherectomy is easy, because there would be no severe complications following halfway rotational atherectomy.

（Sakakura K, et al. Int Heart J 2016；57：376-379 より許可を得て転載）

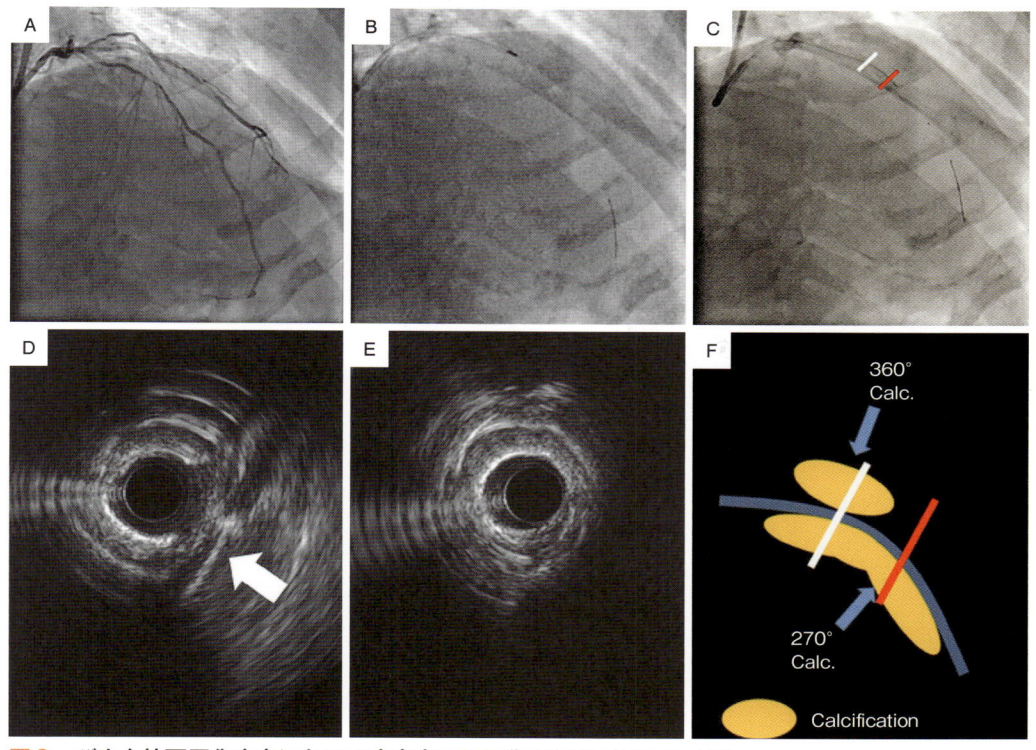

図9　びまん性石灰化病変において病変内で石灰化の程度がばらつく例
A：冠動脈造影上，左前下行枝中間部に高度石灰化を伴う狭窄を認める.
B：バー1.25mmでアブレーションを施行したが，バーは屈曲部を越えないようにした（halfway rotational atherectomy）.
C：ロータブレーター後のIVUS像.
D：パネルCの赤線部分のIVUS像. 270度の石灰化を認めるが，2時～4時の方向には石灰化がない. 心膜を認める（⇨）. もし，バーを強く押して，この石灰化がない部分に強く接触すれば，パーフォレーションのリスクはかなり高い.
E：パネルCの白線部分のIVUS像. 全周性石灰化（napkin ring様石灰化）を認める.
F：IVUSによって明らかになった石灰化の分布.
（Sakakura K, et al. Cardiovasc Revasc Med 2018；19：286-291. より許可を得て転載）

かもしれない. 筆者も以前は「バーがなかなか通過しない＝石灰化が強い」と考えていた. しかし，できる限りロータブレーターの前後でIVUSなどのimagingを使おうとするなかで，「バーがなかなか通過しない」と「石灰化が強い」は必ずしもイコールではないことに気が付いた. 特に，屈曲部は石灰化が180～270度程度であっても

バーの通過に非常に難渋することがある. また，バーは通過しないがIVUSが通過して，「なんだ石灰化は270度以下じゃないか」と判明し，バルーン拡張を追加し，容易に拡張が得られることもある. そういった経験を踏まえ，今は「無理せずに安全に削れる範囲を削っておいて，IVUSで再度確認する」というのが筆者らのルーチンの

スタイルになっている.

3 工夫③長期の成績が良くなるに越したことはないが，まずは安全に初期成功を目指す

　これはロータブレーターというデバイスに対する考え方でもあるが，残念ながら過去の研究においてロータブレーターを積極的に用いたことで長期の成績を向上させたというエビデンスレベルの高い研究はない．また，石灰化に対してもできる限り大径のバーで徹底的に削ることを支持するエビデンスレベルの高い研究もない．一方で，ロータブレーターがないと初期成功が得られない，すなわち病変自体が拡張しないことがあることは事実である．たとえば，1.5mmのバーでアブレーションを行い，その後のIVUSで，「バーサイズアップをして，もっと削ったほうが長期予後が良くなるかもしれない」と感じることはあるが，これは非常にあいまいな印象であり，真実かもしれないが，サイズアップをしても再狭窄は起こりうる．したがって，バーのサイズアップをすることで手技のリスクがかなり上がるのであれば，そのリスクを背負うだけの根拠は乏しい．おそらくバーサイズアップの絶対要件は，小径のバーでアブレーションしたのちに，バルーン拡張（non-compliant balloon や scoring など）を行うも，バルーンのindentationが取れないときだけであろう．indentationが取れなければ，基本的にバーサイズアップを行うが，これは長期成績を良くするためではなく，初期成功を得るためである．

　これ以外の状況でのバーサイズアップは，IVUSなどを参考にしてバーサイズアップをしても，デメリット（血管穿孔等のリスク）がそれほどないと判断できるときに限るほうが安全である．たとえばバー1.5mmでアブレーション後にバー2.0mmにサイズアップしてアブレーションするストレスと2.5mm径のnon compliant balloonをrated pressureで経皮的バルーン血管形成術 percutaneous old balloon angioplasty（POBA）するストレスは当然後者のほうが少ない．最終的に留置するステントの径は大抵が2.5mm以上なので，ロータブレーター自体が1.5mmで終わったのか，2.0mmまでかけたのかは，前拡張の2.5mmのバルーンが十分に拡張していれば，大きな差を生まないと考える．

文献

1）Sakakura K, Kubo N, Wada H, et al. Provisional T stenting following alternating rotational atherectomy for severely calcified left main stenosis in a very old male. Cardiovasc Interv Ther 2011；26：274-277.
2）Sakakura K, Taniguchi Y, Yamamoto K, et al. When a burr can not penetrate the calcified lesion, increasing burr size as well as decreasing burr size can be a solution in rotational atherectomy. Int Heart J 2017；58：279-282.
3）Sakakura K, Taniguchi Y, Matsumoto M, et al. How should we perform rotational atherectomy to an angulated calcified lesion？ Int Heart J 2016；57：376-379.
4）Sakakura K, Ako J, Momomura S. Successful removal of an entrapped rotablation burr by extracting drive shaft sheath followed by balloon dilatation. Catheter Cardiovasc Interv 2011；78：567-570.
5）Yamamoto S, Sakakura K, Funayama H, et al. Percutaneous coronary artery bypass for type 3 coronary perforation. JACC Cardiovasc Interv 2015；8：1396-1398.
6）Sakakura K, Yamamoto K, Taniguchi Y, et al. Intravascular ultrasound enhances the safety of rotational atherectomy. Cardiovasc Revasc Med 2018；19：286-291.

コラム5 ▶ ロータブレーターが使用できない施設において，石灰化に対してどこまで頑張るか

　ロータブレーターが使用できない施設において，石灰化に対してどこまで対応するかというのは悩ましい．おそらく，ロータブレーターが必要になったときに紹介するロータブレーター可能施設との普段の交流，最終的には受け手側であるロータブレーター可能施設のドクターの考え方が最も大きな要素となるであろう．したがって，ケースバイケースであるというのが真実であるが，ここでは1ロータオペレーター（筆者）の私見を述べてみたい．

　基本的には，連続する石灰化病変において最も強い石灰化がアンギオ上で確認できる（典型的にはガイドワイヤーの両側を挟み込むような石灰化）部分に対して2.5 mm程度のnon-compliant balloonでratedの圧で拡張を試み，ダメならロータブレーター可能施設へ紹介というのが良いと考えている．この考え方で，拡張できれば当然そのままstentingをするであろうし，拡張できなかったとしてもひどい解離は生じていないはずである（拡張できないのだから，大きな解離はないはず．あればstentingできる）．したがって，拡張できなければワイヤーを抜いて普通にロータブレーター可能施設に紹介すれば良いと思っている（ACSなら紹介搬送だと思うが，その場合でもひどい解離がなければワイヤーを抜いて，ガイドカテーテルを外せるはずである）．一つ，コツというか注意点は連続する石灰化の中でも最も拡張しにくそうなところからバルーン拡張をしていただきたい点である．すなわち，通常なら病変の最も奥から順に手前にバルーン拡張をしてくるものと思われるが，そうではなく病変の最も強い石灰化をアンギオで見定め，そこをまず最初にバルーン拡張するというのがポイントである．なぜなら，ロータブレーターができない施設での石灰化への対応で，最も困るのはバルーンでの拡張不能病変の遠位側でスパイラルな解離を生じてしまい，bailout stentが必要となる事態である．そうなると，ガイドワイヤーを抜去することができなくなり，ロータブレーター可能施設への搬送も最悪ガイドカテーテルを冠動脈に入れたまま搬送しなければならなくなる．もちろん，バルーンが病変の最遠位側へ持ち込めるということの確認も重要なので，実際の手順としては，① non-compliant balloonを病変の遠位端よりdistalに持ち込めることを確認する．② そのうえで，最も石灰化が強いと思われる部分までバルーンを引いてきて，そこでratedまで圧をかける．③ 拡張できれば，再度バルーンを遠位部まで持ち込み，distalからproximalにかけて順番に拡張していく，という具合である．この考え方はロータブレーターで最初に小径のバーでアブレーションした後に，サイズアップするかどうかの判断にも応用できる．

ロータブレーターにおける合併症：
種類，対処法，予防法

通常のPCIと異なり，ロータブレーターには特有の合併症が生じえる．それぞれの合併症について，① どんなときに生じるか，② どうやって対処するか，③ どうやって予防するか，をまとめた．

1 合併症①
slow flow/no flow

a どんなときに生じるか

slow flow/no flowはロータブレーターにおいて最も多い合併症である．一般にslow flowの定義はTIMI-2以下となれば，slow flowである．報告されている頻度はまちまちであるが，どのタイミングで造影および評価するかによって頻度は変わってくる．筆者らはslow flowの頻度を正確に検討するため，ロータブレーター直後に同じタイミングでルーチンに造影しており，頻度は約20％前後である[1]．これらslow flowの大部分はTIMI-2であり，一過性でPCI終了時にはTIMI-3となっている．また，一過性のTIMI-2であれば翌日のCK上昇等はほとんど発生しない．問題となるのはTIMI-1以下の重度のslow flowおよびno flowであろう．

重度のslow flowが生じるメカニズムはおそらく2つある．1つは血栓性病変や脂質が多い不安定プラークへロータブレーターを施行した場合である．図1のように，石灰化はコレステロールクレフトを多量に含んだ壊死性成分（necrotic core）と共存することがある[2]．血管造影上石灰化があるということだけを根拠にロータブレーターを施行すると，バーがこういった壊死性成分に突入し，非常に重篤なslow flowを生じることがある（図2）．このような壊死性成分への突入によるslow flowを予防するにはIVUSが有用であろう．通常，このような壊死性成分が血管内腔に近い部分にあれば，IVUSカテーテルは容易に病変を通過するはずであり，IVUSを観察すれば，危険性を事前に認知できる．

一方でこのような壊死性成分ではなく，純粋な石灰化病変であったとしてもslow flowを生じることはある．基本的には病変長が長ければ長いほどslow flowを生じる可能性があがることが報告されている[1,3]．筆者の印象であるが，病変長が非常に長くて石灰化が高度な場合，slow

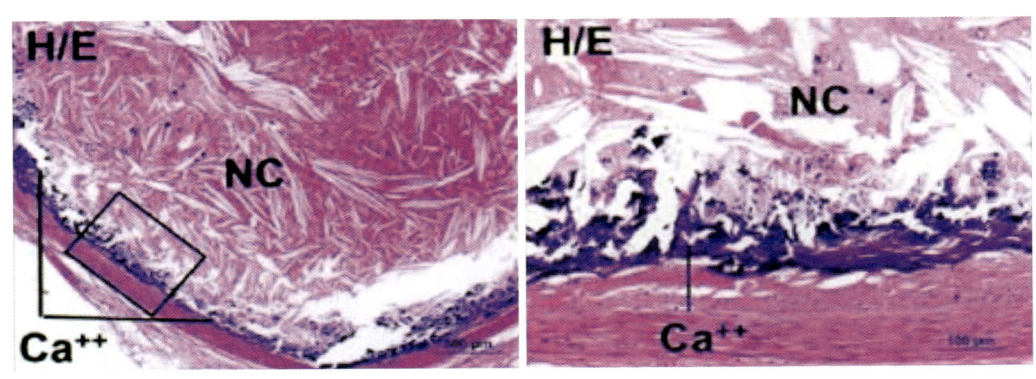

図1　石灰化成分とnecrotic coreの共存
NC＝necrotic core
（Otsuka F, Sakakura K, et al. Arterioscler Thromb Vasc Biol 2014；34：724-736.より許可を得て転載）

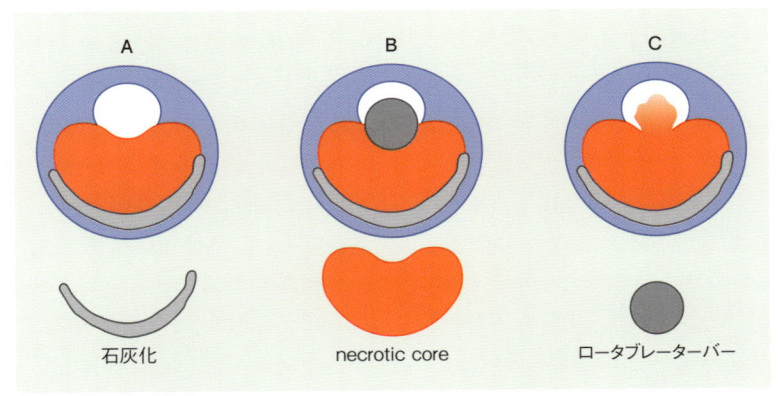

図2　石灰化とnecrotic coreが共存する病変へのロータブレーター
石灰化とnecrotic coreが共存する病変（A）に対してロータブレーターを行う
（B）と，容易にnecrotic coreの破壊（C）をきたし，重篤なslow flowとなる.

flowはかなり高い確率で発生するため，完全に予防することは困難である.

b どうやって対処するか

slow flowの対処法としては，ニトロプルシドやニコランジルの冠動脈内注射などが一般的かと考える. 冠動脈末梢に選択的に注入することが最も重要であるため，筆者自身はダブルルーメンカテーテル（Crusade や SASUKE）を用いて注入することが好みである. この方法なら，ガイドワイヤーを抜去する必要なく，マイクロカテーテルからの選択的注入ができるのがメリットである. もし，ロータブレーターの最初の段階において通常の0.014インチガイドワイヤーからRotaWire™への変更にダブルルーメンカテーテルを使っていれば，余分なコストもかからないため，お勧めである.

また，血圧低下については適時ノルアドレナリンなどを用いてまずは血圧を保つこ

とも重要である．マニュアルポンピングが行われることもあるが，個人的にはマニュアルポンピングは行っていない．理由としては，マニュアルポンピングが実際にどのようにslow flowの改善に寄与するのかを示した文献がないからである．slow flowによって広範な虚血となり，血行動態維持に困難を感じるようであれば，薬物療法等に固執せずに躊躇なくIABPを挿入することにしている．筆者自身はできるだけロータブレーター前に重篤なslow flowが予想される場合には，ロータブレーター前にIABPを挿入しておくことを好む．

c どうやって予防するか

slow flowの予防はロータブレーターの学会発表でもよく話題になる．エキスパートの術者のなかにはロータブレーター時の血圧が重要で，手技中の血圧を保てるように昇圧剤等を使用することがslow flow発生の予防になるとおっしゃる方もいる．筆者もある程度は同意するが，筆者らの解析ではロータブレーター前の血圧値自体はslow flow発生の有意な規定因子ではなかった[1,3]．また，ロータブレーター中のslow flowの原因として冠動脈のスパズムの関与が以前より指摘されている．そのため，以前はβ遮断薬をロータブレーター前には中止しておくことが推奨されたこともある．一方で，ロータブレーターは虚血性心疾患に行うわけで，虚血性心疾患の至適薬物療法optimal medical therapy（OMT）としてはβ遮断薬は強く推奨されている．したがって，「中止すべき？ 継続すべき？」と混乱した時期もあったが，臨床研究においてβ遮断薬の有無はslow flow発生率に差を与えないことを筆者らは報告した[3]の

で，最近では事前にβ遮断薬を中止することはない．ただ，ロータブレーターの前日にあえてβ遮断薬を導入するのはどうかと個人的には思っており，前日までβ遮断薬が入っていない患者にあえてロータブレーター直前に入れる必要はないであろう．

ロータブレーターの回転数を超低速回転にすることで，slow flow発生率を低下させることができるということが，研究会等で大きな話題になったので，筆者らは低速回転 vs. 高速回転でrandomized controlled trialを行ったが，低速回転はslow flow発生を減らすことができなかった．したがって，回転数による予防効果は限られていると考える[1]．先にも述べたが，病変長が長く，石灰化が高度な場合にはslow flowを完全に予防することは困難である．しかし，TIMI-2程度の軽度のslow flowとするのか，TIMI-1以下の重度のslow flowになるのかは大きな違いがあると考える．エビデンスではなく，経験上の話であるが，ロータブレーターにおけるTIMI-1以下のslow flowは多くの場合にはTIMI-2程度の軽度のslow flowを経由する（急性心筋梗塞のslow flowはステント留置後に一気にTIMI-1やTIMI-0になったりするのと対照的である）．つまり，「TIMI-3 → TIMI-1」というのはまれで，「TIMI-3 → TIMI-2 → TIMI 1」と段階を経て悪化することが多い．したがって，TIMI-2の段階でいったんロータブレーターを中止すればTIMI-1まで悪化しないし，TIMI-2の段階で，「もっと削ろう」とするとTIMI-1まで悪化する．このさじ加減はやはり難しいのであるが，心電図上のST上昇はやはり参考になる．ロータブ

レーター中のST上昇はある程度は許容されるが，矩形波のST上昇は確実に重篤なslow flowになっているため，矩形波のST上昇を作らないようにすることが重要である．軽度であってもST上昇が持続している場合は，大抵TIMI-2程度にはなっている．そこで，継続するか，いったん撤退するかをその都度判断する必要がある．筆者自身は特にslow flowの原因がびまん性のlong lesionの場合には，いったん撤退して，IVUSや場合によってはPOBAを追加．それでも，やはりindentationが取れないときに，再度ロータブレーターに戻ってきて，アブレーションをすることも多い．このようにほかのことを行っていると時間が自然に経過し，STも完全に戻りロータブレーターの仕切り直しができる．重篤なslow flowは予後に直結するため，場合によっては，病変途中でもいったん撤退するなどの対応が必要と考えている．

2 合併症②ガイドワイヤー断裂

a どんなときに生じるか

　筆者自身は臨床上ではRotaWire™の断裂を経験したことがない．しかし，1例，ロータブレーターを開始しようとして，体外で回転数のテストをしていたところ，突然RotaWire™がバー付近で完全に断裂した．当然体外であったので，事無きを得たが，そのときに「RotaWire™ってかなり弱いんだ」と強く感じた．また，伝聞で恐縮であるが，実際に断裂を経験した先生が研究会等で「ほとんど押していなかったのに断裂した」と発表されるのを聞くと，「こうすれば断裂する」という法則があるわけ

ではなさそうである．最近，筆者らはmax回転でバーを回すと，アドバンサー内の内部ブレーキとWireClip™ TorquerをつけていてもRotaWire™が回転してしまうことを報告した[4]．ロータブレーターの手技中にRotaWire™が回転し続ければRotaWire™の先端のコイル部分が断裂する可能性はある．シャフトの部分が断裂するにはおそらくこのメカニズムだけでは説明できないが，max回転中には内部ブレーキとTorquerでRotaWire™の回転を抑えられない可能性があるということは認識しておいたほうがよいだろう．

　一方で，ロータブレーター中にバー付近で断裂が生じるとバーは全くコントロールを失うため，高い確率で血管穿孔（大きな）を生じる．しかも，ガイドワイヤーが断裂していれば，そこにバルーンを載せることも困難であり，非常に大きなトラブルになることが考えられる．

b どうやって対処するか

　ワイヤー断裂に気が付いたら，血管穿孔が生じる前にロータブレーターを中止するのが最善である．しかし，RotaWire™は視認性が悪く，断裂に気づくのは容易ではない．バー付近ではなく，RotaWire™の先端部分のみの断裂であれば，ロータブレーター終了後に遺残ワイヤー回収や遺残ワイヤーをステントで押し付けるなどの対処ができると考えられるが，バー付近での断裂であれば，ワイヤーの回収よりも血管穿孔等の状況に対する対応のほうが当然優先される．

c どうやって予防するか

　まず完全な予防法は存在しない．おそらく重要なのは，ワイヤーは断裂することが

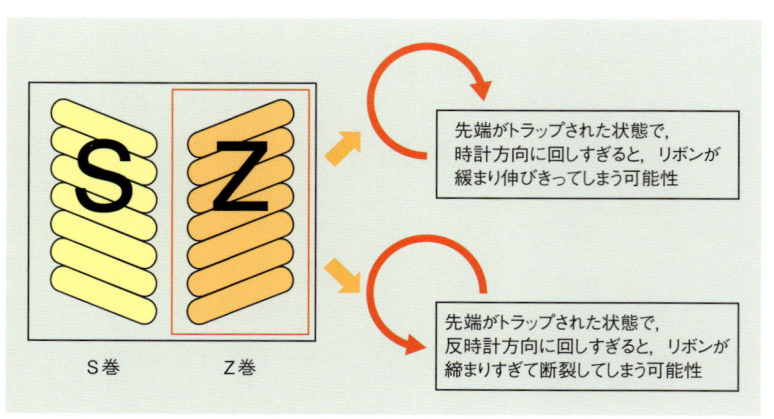

図3 RotaWire™先端部分の回転によるリスク

あるということを認識しながら，手技を行うことであろう．筆者自身はできるだけワイヤーを愛護的に扱うことを意識している．RotaWire™にバーを通す作業の際も，十分にガイドワイヤーを濡らして，ていねいに通していく．途中で折れたり，曲がったりを避けることが重要と考えている．

また，ロータブレーターのトータルの時間がバーサイズアップ等で長くなった場合にはRotaWire™の交換を検討する．新品のワイヤーのほうが明らかに滑り等が良好である．

RotaWire™先端のリボンの部分の破損，断裂にも注意が必要である．RotaWire™は基本的にZ巻であるため，カウンタークロックに回せば回すほどワイヤーの巻きが強まり，ガイドワイヤー断裂のおそれがある（図3）．一方で，クロックに回せば回すほど，ワイヤーの巻きが緩まり，ガイドワイヤーが伸びきってしまうおそれがある（図3）．いずれにしても，先端が動いていないのに同一方向へ回しすぎるという動作を避けることが肝要である．

また，RotaWire™自体は残念ながら操作性が悪いため，確実にマイクロカテーテル等を用いて，なるべくRotaWire™を回転させなくてもよい状況をつくることが重要であろう．

また，ガイドワイヤーをできるだけ標的病変の奥まで入れておくことも重要である．ガイドワイヤーが浅いと，手技中に抜けてくることがあり，その際はダイナモードで強引に奥まで押し込まざるをえないことが多いと思われる．そういった手技もRotaWire™にとってはストレスと思われる．

最後に，先に述べたようにmax回転中（19万回転以上）はWireClip™ TorquerをつけていてもRotaWire™が回転する可能性がある．RotaWire™の回転はガイドワイヤーのダメージにつながると考えるので，筆者自身はmax回転は避けられるなら，避けたほうがよいと考えている．

1. 非常に石灰化および狭窄が強い部分に対してバーを強く押しこんだ場合（kokeshi phenomenom）

2. 屈曲病変で押し込んだ場合

3. 上記の1. と2. の混合型

表2 ロータブレーターにおけるバースタックの際に起こりうるシナリオ

1. 無理矢理引き抜こうとして，巨大な血管穿孔（ワーストシナリオ）

2. 外科的開胸手術

3. 経皮的bailout（ベストシナリオ）

3 合併症③バーのスタック

a どんなときに生じるか

バーのスタックは簡単にいえば，ロータブレーター中にバーが抜去不能になることである．発生においては，表1に示すような3つのメカニズムがあると考えられる．

1. 高度狭窄，石灰化の強い病変に対しバーを強く押し込んだ場合

1つ目のメカニズムとしては，非常に高度狭窄かつ石灰化の強い病変に対してかなり強く押しこんで，結果として抜けなくなってしまうものである．これはkokeshi phenomenonとして報告されている[5]．このタイプのスタックでは順行性血流は消失し，ST上昇も著明にみられると考えられる．かなり強く食い込んでいると考えられ，おそらく外科手術が必要と考えられる．このタイプのスタックはおそらく予防（バーを強く押さない）が重要であり，いったん生じてしまったら抜去することは容易ではない．

2. 屈曲病変で押し込んだ場合

2つ目のメカニズムは屈曲病変に対して，バーを押し込んでしまって，結果としてスタックしてしまうものである．おそらく頻度としては，1つ目のメカニズムより

も多いと考えられるし，必ずしも強く押さなくても生じる．このタイプであれば，おそらくantegrade flowがあり，ST上昇もそれほど強くないことが予測される．基本的には屈曲部にバーがひっかかることで生じるため，屈曲を解除するような手技を行えば，バーは取れると考えられる．

3. 上記1. と2. の混合型

3つ目のメカニズムは混合型であり，1つ目のメカニズムと2つ目のメカニズムの合わさったものである．すなわち，屈曲かつ高度狭窄病変である程度強く押すことで生じる．経皮的にbailoutできるかどうかは，どの程度バーが血管に入り込んでいるかによると考えられる．

b どうやって対処するか

1. バースタックの際に起こりうるシナリオ

どうやって対処するかの前に，バースタックの際に起こりうるシナリオを示す（表2）．

① 無理矢理引き抜こうとして，巨大な血管穿孔（ワーストシナリオ）

表2に示すようにワーストシナリオは，無理矢理引き抜こうとして，血管壁を大きく傷つけてしまい，大きな血管穿孔を起こすことであろう．これが生じると，Rota

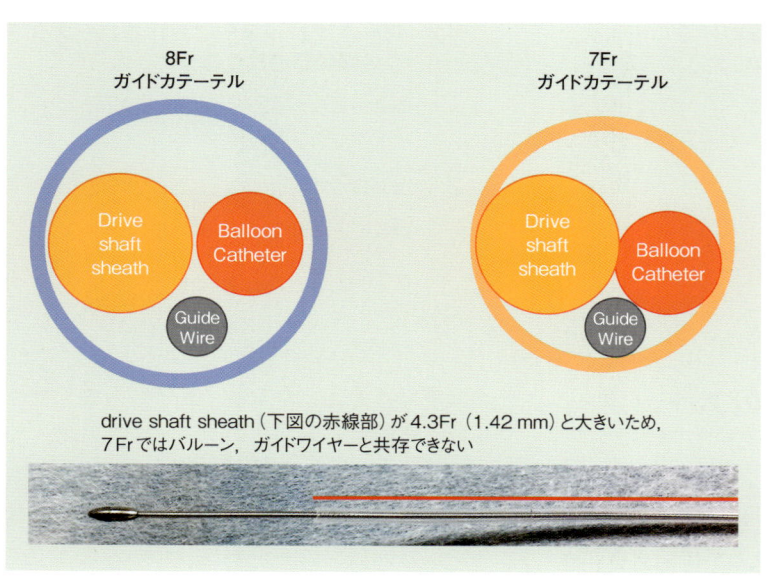

図4 ガイドカテーテルのキャパシティーの問題

8Fr
ガイドカテーテル

Drive shaft sheath

Balloon Catheter

Guide Wire

7Fr
ガイドカテーテル

Drive shaft sheath

Balloon Catheter

Guide Wire

drive shaft sheath（下図の赤線部）が 4.3Fr（1.42 mm）と大きいため，7Fr ではバルーン，ガイドワイヤーと共存できない

Wire™ も無理矢理引き抜いたときに抜去されてしまう可能性があり，そうすると穿孔（おそらく大きな穿孔）を止血する手段も限られ，あっという間にタンポナーデとなるため，死亡を含めた重篤な状態になりえる．

② 外科的開胸手術

次のシナリオは外科的開胸手術である．確かに開胸手術は非常に侵襲が高いため，できれば避けたいが，上記の巨大穿孔よりは，はるかに良いと思われるし，ロータブレーターは心臓外科医がいる施設でしか施行できないため，院内で対応できるという点では患者の最終的な予後は巨大穿孔よりはるかに良いと考える．

③ 経皮的 bailout（ベストシナリオ）

そして，最も良いのが経皮的な bailout である．経皮的に bailout できるに越したことはないが，バーが強く食い込んでいるなど，無理な状況はあると思われるので，

術者は「経皮的に bailout を目指すが，血管穿孔を起こすほどの無理はせず，難しいと思ったら外科医に手術を依頼する」といったスタンスを持つことが重要と考えられる．また，バースタックは決して頻度の多い合併症ではない．筆者自身も実臨床では，単純に引っ張って抜けなかったスタックは今まで2度しか経験していない[6,7]．少ない頻度の合併症であるため，発生したときにパニックにならないように，できるだけイメージトレーニングをしておくことが重要である．

2. バースタックが生じた場合の対処

バースタックが生じた場合に，まず行っても問題がないのは，バーを activate せずにある程度引っ張ってみることである．強いスタックでなければ，これで解除できることはある．この際にバーの activate を行いながら，引っ張ると組織を強く巻き込みながら引っ張ることになることがあり，穿

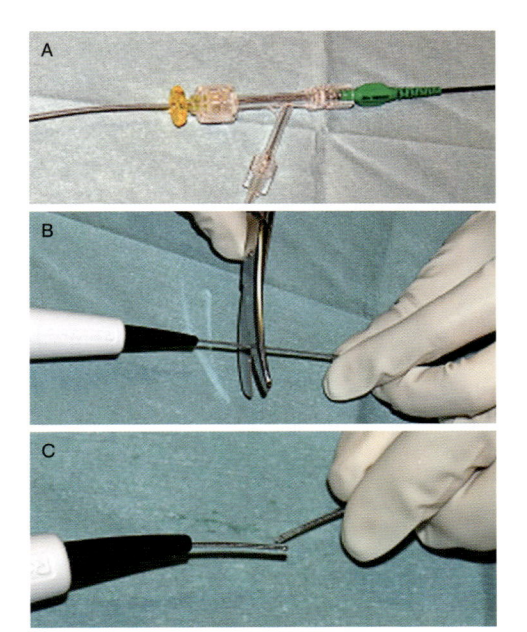

図5　バースタックからのbailoutその①
A：1.25mmのバーがYコネクターを介して6Fr
ガイドカテーテル（FL 4, Mach 1™, Boston
Scientific, Natick, MA）に挿入されている.
B，C：ドライブシャフト，drive shaft sheath,
RotaWire™を一緒にアドバンサー付近で切断.
（Sakakura K, et al. Catheter Cardiovasc Interv
2011；78：567-570.より許可を得て転載）

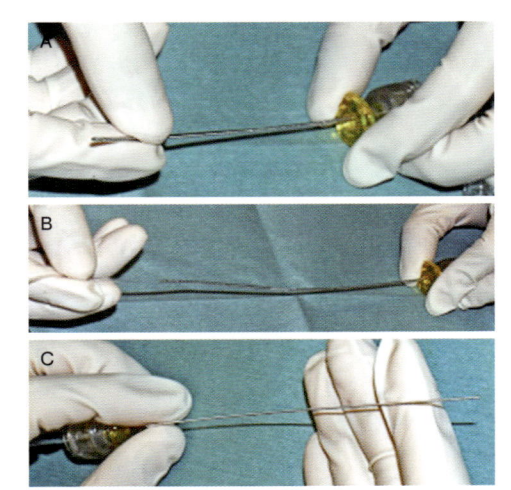

図6　バースタックからのbailoutその②
A，B：drive shaft sheathのみを引っ張って,
取り去る.
C：drive shaft sheathが取り去られたのち，ド
ライブシャフトのみが同じ位置に残る
（Sakakura K, et al. Catheter Cardiovasc Interv
2011；78：567-570.より許可を得て転載）

孔を助長する可能性がある．したがって，
バーをactivateさせながら抜去することは
非常に危険である．ただ，完全なスタック
の場合には上記の方法では抜去できないた
め，何らかの工夫が必要である.

　以前から報告されていた方法は，スタッ
クしたバーの近位部にバルーンカテーテル
を持ち込んで，そこでバルーンを拡張する
ことで抜去するというものである．これは
良い方法である反面，8Fr以上のガイドカ
テーテルサイズがないと，ロータブレー
ターのdrive shaft sheathと，バルーンカ
テーテルと，ガイドワイヤーの3つが共存

することができない．つまり，7Frだと不
可能である（図4）.

　通常，ロータブレーターを行うためだけ
に8Frを用いることは現在のPCIでは少な
いと考えられるので，これは大きなlimita-
tionになる．たしかに，別の動脈を穿刺し
て，もう1本のガイドカテーテルを挿入し
て，ガイドワイヤー挿入，バルーン挿入と
いったダブルガイドカテーテルを行えば可
能ではあるが，バーがスタックして，患者
が胸痛を訴えている状況ではなかなかそう
いった余裕はないかもしれない.

　この解決策としては，ロータブレーター

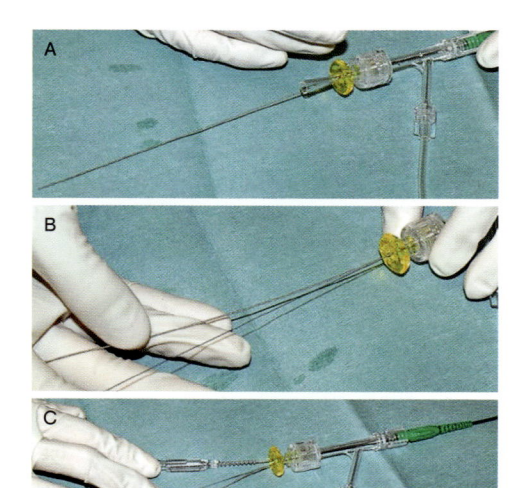

図7　バースタックからのbailoutその③
A，B：0.014インチのガイドワイヤーをインサーターを用いて，Yコネクターから挿入する。
C：2.5mm径のバルーン（Maverick^2 ^{TM} 2.5mm×15mm Boston Scientific, Natick, MA）をガイドカテーテルに入れることができるようになった。
（Sakakura K, et al. Catheter Cardiovasc Interv 2011；78：567-570．より許可を得て転載）

のdrive shaftとdrive shaft sheathをハサミで切断し，drive shaft sheathのみを引き抜くという方法を筆者らは報告した[6]（図5～7）．そうすることで，7Frはもちろん，6Frガイドカテーテルでもdrive shaft，バルーンカテーテル，ガイドワイヤーの3つを共存させることができる（図8）．この状況を作れれば，スタックしたバーの近位端でバルーンを拡張させ，デフレートと同時にバルーンとバーを引っ張れば，スタックが解除できることがある（図9）[6]．

　この他の方法としては，drive shaftに対して，ガイドエクステンションカテーテル（ガイドライナー，ガイドジラ，ガイドプラスなど）をかぶせて，抜去するという方法がある（図10）[7,8]．このガイドエクステンションカテーテルを使う方法の注意点としては，試みる前に0.014inchガイドワイヤーをあらかじめ通しておくことを試みたい．万が一，引っ張って血管穿孔を起こし

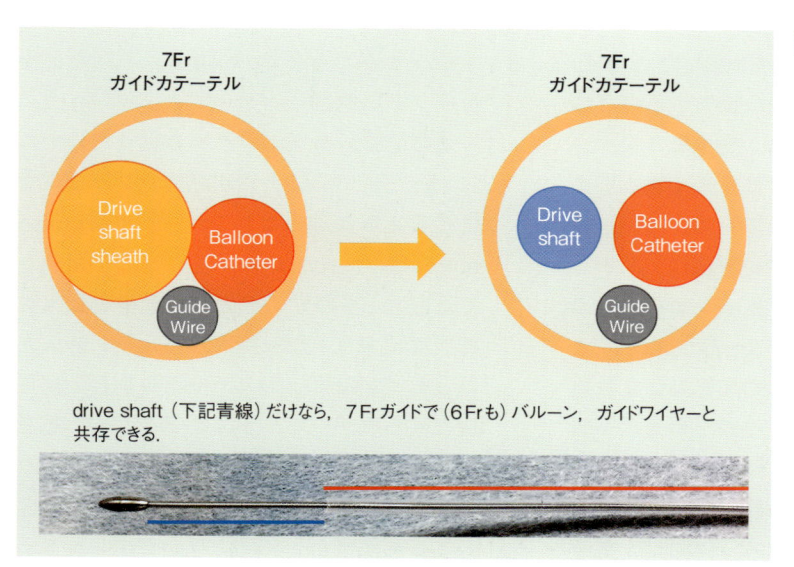

図8　ガイドカテーテルのキャパシティーの問題の解消

7Fr
ガイドカテーテル

Drive shaft sheath
Balloon Catheter
Guide Wire

7Fr
ガイドカテーテル

Drive shaft
Balloon Catheter
Guide Wire

drive shaft（下記青線）だけなら，7Frガイドで（6Frも）バルーン，ガイドワイヤーと共存できる．

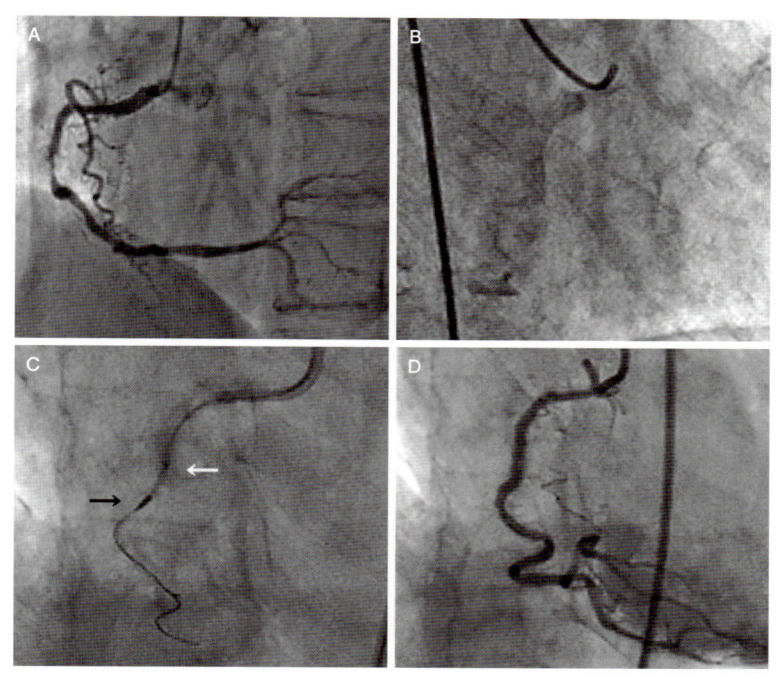

図9 バースタックからのbailoutした実際の症例
A：冠動脈造影（LAO 60）にて右冠動脈中間部に高度狭窄を認める.
B：高度石灰化と屈曲が造影なしでも明らかである（RAO 30）.
C：1.25mmのバルーン（⇨）をスタックしたバー（➡）の近位部で14気圧で拡張.
D：最終造影（RAO 17，CAU 20）.
（Sakakura K, et al. Catheter Cardiovasc Interv 2011；78：567-570.より許可を得て転載）

た際に通常のガイドワイヤーが病変奥まで通過して入れば，その後のbailoutのやりやすさが変わってくる. いずれにしても，この方法はダブルガイドでは不可能で，基本的にdrive shaft sheathを抜き取る必要があり，途中までは近位部バルーン拡張の方法と同じことをすることになる.

c どうやって予防するか

まず基本的なこととしては，バーを押さない，押しすぎないことが重要である. おそらく，ほぼすべてのロータブレーター術者は押しすぎないことの重要性はわかっていると思うが，それでも押してしまうこと

がある. おそらく理由は，STが上昇してきたので，早めに病変を通過してしまいたいなどいろいろあると思う. 筆者としては，この押さざるをえない状況になるべくしないことが大切と考える. 具体的には，STが上昇してきたら「早くパスさせよう」ではなく，「いったん，ロータブレーターを中止して，POBAに切り替えよう」といった気持ちを持っているだけでも，押しすぎる可能性は減ると考える.

より具体的なテクニックとしては，第1章で述べたように標的病変の手前の部分の中等度狭窄，中等度のプラークに対しても

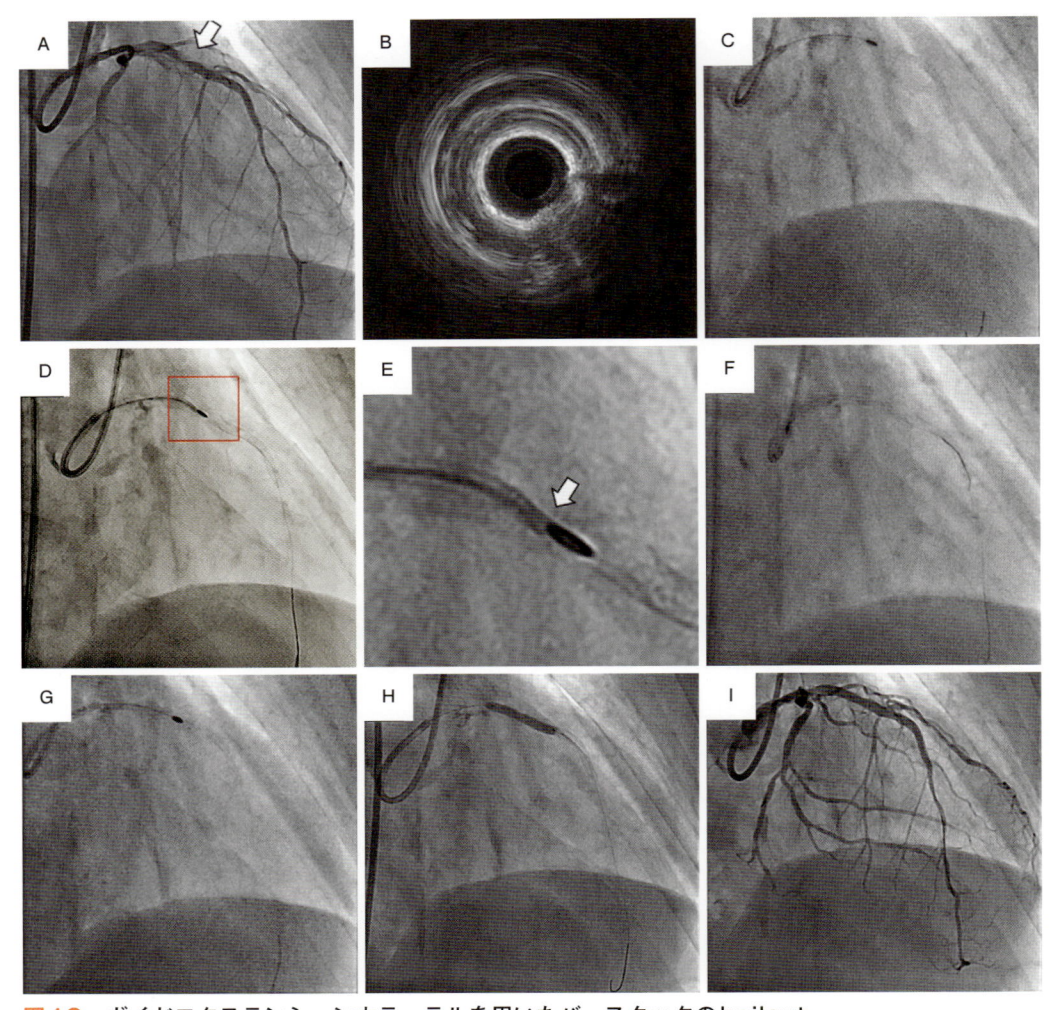

図10　ガイドエクステンションカテーテルを用いたバースタックのbailout
A：高度石灰化を伴う狭窄（⇨）．
B：IVUSでは全周性の石灰化を示している．
C：1.25mmのバーがスタックした．
D，E：ガイドプラスを1.25mmのバーの後端まで挿入した．ガイドプラスの遠位端（⇨）がバーの後端に接触している．
F：ガイドプラス，バー，RotaWire™を一緒に引き抜いた．
G〜I：バー2.0mmのアブレーション後に薬物溶出ステントを留置した．
（Sakakura K, et al. JACC Cardiovasc Interv 2017；10：e227-e229. より許可を得て転載）

1度は削っておく（アブレーションしておく）ことが必要と考えている．バーを持ち込むときと，バーを引くときには，必ずしも同じルートを取るわけではない．したがって，持ち込む際には容易に持ち込めても，引っ張る際にはダイナグライドモードでも引っかかるということが生じえる．これを予防するには，病変手前の中等度狭窄にも1回はバーをしっかり当てておき，退路を準備することが必要と考える（第1章の図17）．元々，病変手前の中等度狭窄にはステント留置の予定がないと，その部位にロータブレータをすることで慢性期の再狭窄リスク等もあるとは思うが，スタックするよりは良いと考え，行うようにしている．ただし，できるだけ何度もバーを当てることは避け，近位部の中等度病変には1〜2回バーがあたるのみにしている．

4 合併症④冠動脈穿孔

a どんなときに生じるか

言うまでもなく，ロータブレーターにおける冠動脈穿孔は最も重大な合併症で，周術期の死亡にも直結する．RotaWire™の先端で小さい穿孔を起こすこともあるが[1]，こういった小さい穿孔は気づきさえすれば，大きな合併症につながらないため，ここではTypeⅢの大きな冠動脈穿孔のみを対象とする[9]．筆者自身，ロータブレーターにおけるTypeⅢの穿孔の経験は限られるため，ある程度は推察等が入るが，大きく分けて表3のような4つの状況が考えられる．また，冠動脈穿孔を考える際にロータブレーターの原理である，differential cutting（硬いものは削れるが，柔

表3 ロータブレーターにおけるTypeⅢ冠動脈穿孔の原因

1. 屈曲部を曲がり切れずに，バーが外へ飛び出すことで生じる穿孔
2. ガイドワイヤーバイアスによる穿孔
3. バーがスタックしたのち，無理矢理引き抜くことで生じる穿孔
4. ガイドワイヤー断裂に伴う穿孔

らかいものは削れない）についても言及しておく．differential cuttingは机上の理論としては，正しいと思われるが，冠動脈内においては，必ずしも理論通りには働かないと思われる．実際，ガイドワイヤーバイアスなどで，強くロータブレーターワイヤーが血管壁に押し付けられている場合には，柔らかいとされる正常血管を容易に深掘りする．したがって，differential cuttingがあるから，ロータブレーターは石灰化のみを削って，正常血管を傷つけないと考えるのは非常に危険であり，ロータブレーターのストラテジー構築の際にはあえてdifferential cuttingのことは考えない，differential cuttingに頼らないようにするほうがむしろ安全であろう．では，各状況について説明する．

1. 屈曲部を曲がり切れずにバーが外へ飛び出す穿孔

これは，図11（石灰化360度→のその後270度）のような屈曲病変で生じやすいと考える．手前の石灰化を越えるためには，ある程度バーを前進させる力（押す力）が必要であるが，その力が強すぎれば，バーが手前の360度の石灰化を越えた直後に，

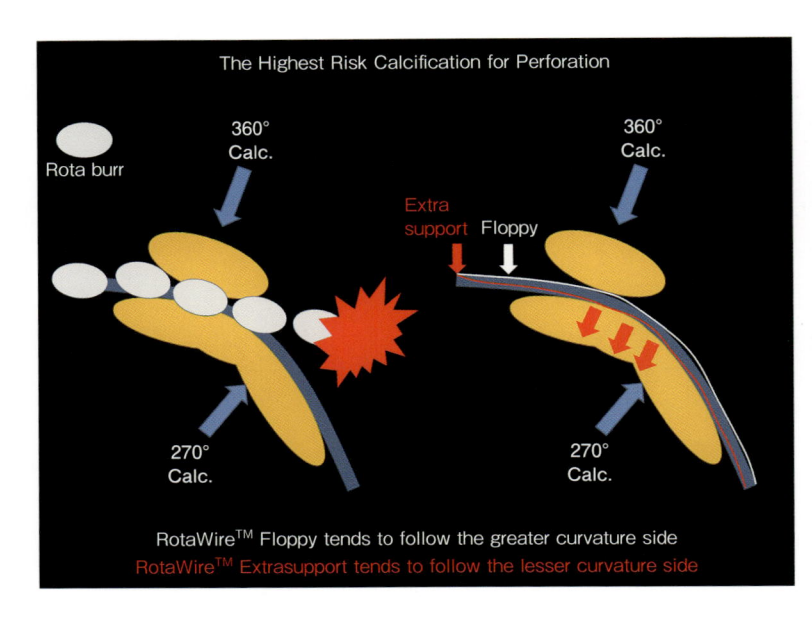

The Highest Risk Calcification for Perforation

Rota burr

360°
Calc.

360°
Calc.

Extra
support   Floppy

270°
Calc.

270°
Calc.

RotaWire™ Floppy tends to follow the greater curvature side
RotaWire™ Extrasupport tends to follow the lesser curvature side

図11 屈曲部を曲がり切れずに，バーが外へ飛び出す穿孔
(Sakakura K, et al. Cardiovasc Revasc Med 2018；19：286-291.より許可を得て転載)

石灰のない壁にぶつかり，そこで穿孔が起こりえる.

2. ガイドワイヤーバイアスによる穿孔

これは，筆者自身も術者として経験したことがある[10]（図12）．典型的には非常に屈曲の強い病変をRotaWire™ Extra Supportで伸ばしてしまった場合に生じる．この穿孔の恐ろしいところは，術者は特にバーを強く押しているという感覚がなくても生じることである．また，術者は「今，血管壁を破った」という感覚もないことがある（筆者はなかった）．この症例では巨大な穿孔からのbailoutにGraft Master®（Abbott vascular）を用いたが2本では止血できずに3本要した．止血直後には気が付かなかったが，2ヵ月後に冠動脈CTを施行すると穿孔した血管とは別にGraft Master®が新しいバイパス血管を作成していた（図13）．ガイドワイヤーバイアスによる穿孔がいかに激しかったかをCTをみ

て改めて感じた.

3. バーがスタックしたのち，無理矢理引き抜くことで生じるパーフォレーション

バーのスタックのところでも述べたが，固くスタックしたバーを無理矢理引き抜くと，血管壁ごと破壊することになり，大きな穿孔を生じる．この穿孔は無理矢理引き抜く際にガイドワイヤーも抜けてしまうことがあり，その後のbailoutも非常に困難になりえる.

4. ガイドワイヤー断裂に伴うパーフォレーション

これは，前述の1.にも関連するかもしれない．想像であるが，まっすぐな病変で突然，断裂するよりも屈曲病変である程度ガイドワイヤーに屈曲の負荷がかかっているときに断裂はしやすいと思われる．一方で，ガイドワイヤー断裂の項でも記載したがほとんど押していないのに，断裂するこ

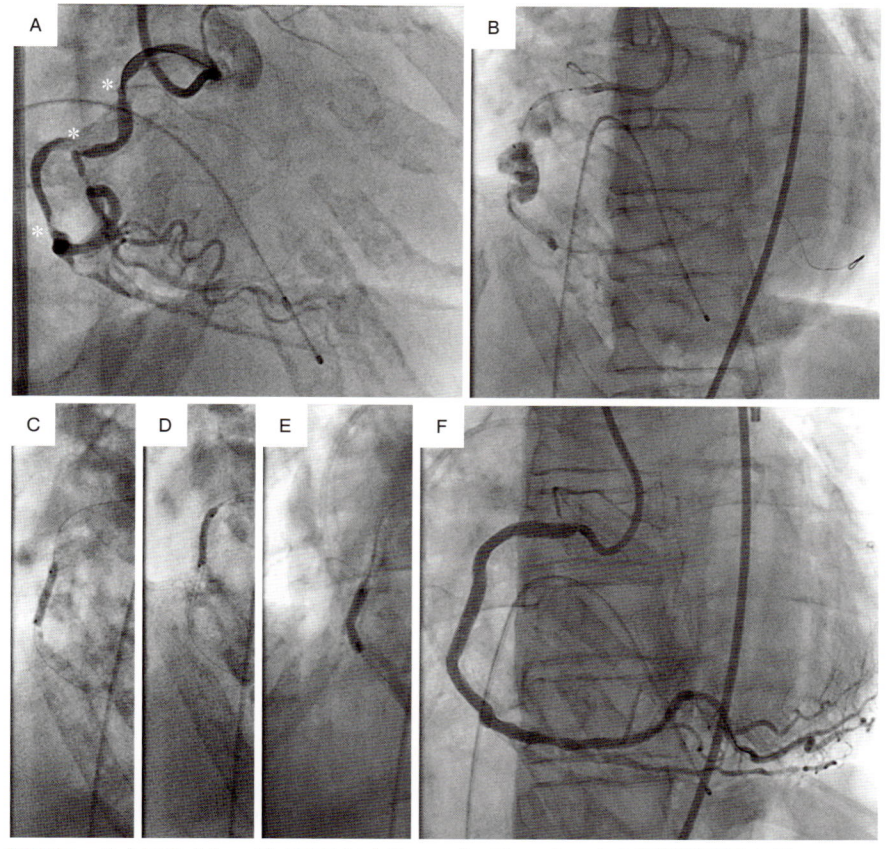

図12　ガイドワイヤーバイアスによるロータブレーター中の冠動脈穿孔の例
A：冠動脈造影による右冠動脈．近位部から中間部にかけてタンデムな3ヵ所の高度狭窄（＊）を認める．
B：TypeⅢの冠動脈パーフォレーションを右冠動脈中間部に認めた．
C：1本目のcovered stentを右冠動脈中間部に留置．
D：2本目のcovered stentを1本目の近位部にオーバーラップさせる形で留置．
E：3本目のcovered stentを1本目の遠位部にオーバーラップさせる形で留置．
F：最終造影．右冠動脈中間部にリークはない．右室枝はcovered stentのため，消失した．
（Yamamoto S, Sakakura K, et al. JACC Cardiovasc Interv 2015；8：1396-1398. より許可を得て転載）

とがあることも術者としては認識しておく．

b どうやって対処するか

　ロータブレーター中に冠動脈穿孔が生じた際，基本的に行うべきことは通常の冠動脈穿孔の場合と同じで，通常のバルーンによる血流遮断，perfusion balloonによる血流遮断，covered stentによる穿孔部のカバーとなる．ただ，ロータブレーターにおいては，これらの手技の前に，「まず，安全にロータブレーターシステムを抜去する」というプロセスが必要となる．これは

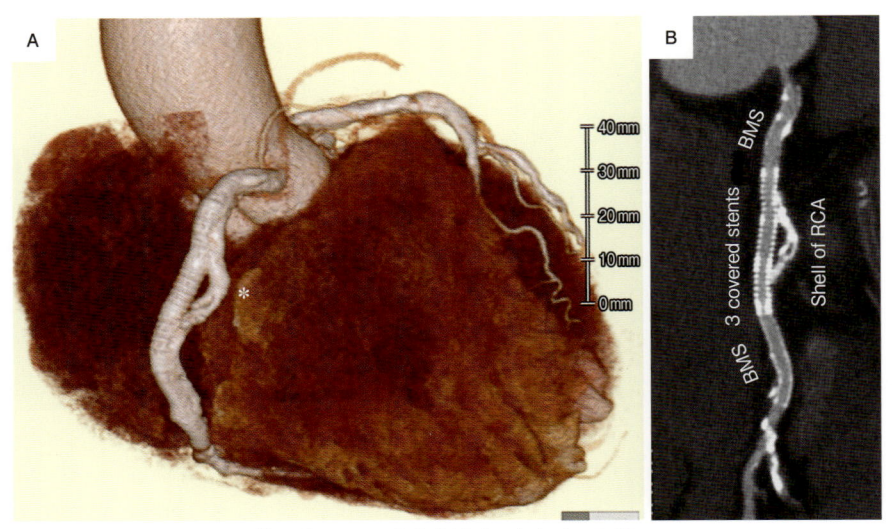

図13　Graft Master® によってできた新たなバイパス血管
A：ボリュームレンダリング像．元々の右冠動脈は抜け殻（＊）となって，Graft Master® ス
テントとは完全に分離している．
B：Curved MPR像．covered stent およびベアメタルステントに再狭窄はない．右冠動脈
の抜け殻には造影剤は入らない．
（Yamamoto S, Sakakura K, et al. JACC Cardiovasc Interv 2015；8：1396-1398. より許可を得て転
載）

正直，普段のロータブレーターの手技で強調されることのないパートであるが，きわめて重要なパートである．なぜなら，ロータブレーターシステムを抜去する際にRotaWire™ が抜けてしまえば，bailoutの手技の際にガイドワイヤーを入れ直すという手技が必要になる．穿孔が小さければよいが，巨大な穿孔の場合，再度冠動脈末梢へガイドワイヤーを進めるのは容易ではない．したがって，RotaWire™ を確実に冠動脈内にキープしつつ，ロータブレーターシステムを抜く技術は非常に重要である．普段から術者と助手で息を合わせてワイヤーを確実にキープできるように訓練する必要がある．また，少し抜けても病変の遠位にワイヤー先端があれば良いので，余裕を作るためにも，ロータブレーター中はで

きるだけガイドワイヤーを冠動脈末梢奥深くに入れておくことが重要である．また，7Frガイドでバーサイズが1.25mmもしくは1.5mmであればKUSABIを用いて安全に抜去できることを筆者らは報告しているので，参考にされたい[11]．

次にガイドワイヤーを無事，通常の0.014inchガイドワイヤーに交換できた後は，先に述べた通常の止血術になる．大きな穿孔の場合には，covered stent も1つではなく，複数個必要になると考えられる．また，covered stent はご存知の通り，delivery性能が非常に悪く，穿孔部位に持ち込むにはしっかりとしたバックアップが必要である．ロータブレーター自体にはガイドカテーテルのバックアップが必要という術者（たとえばLAD病変に対してEBU等

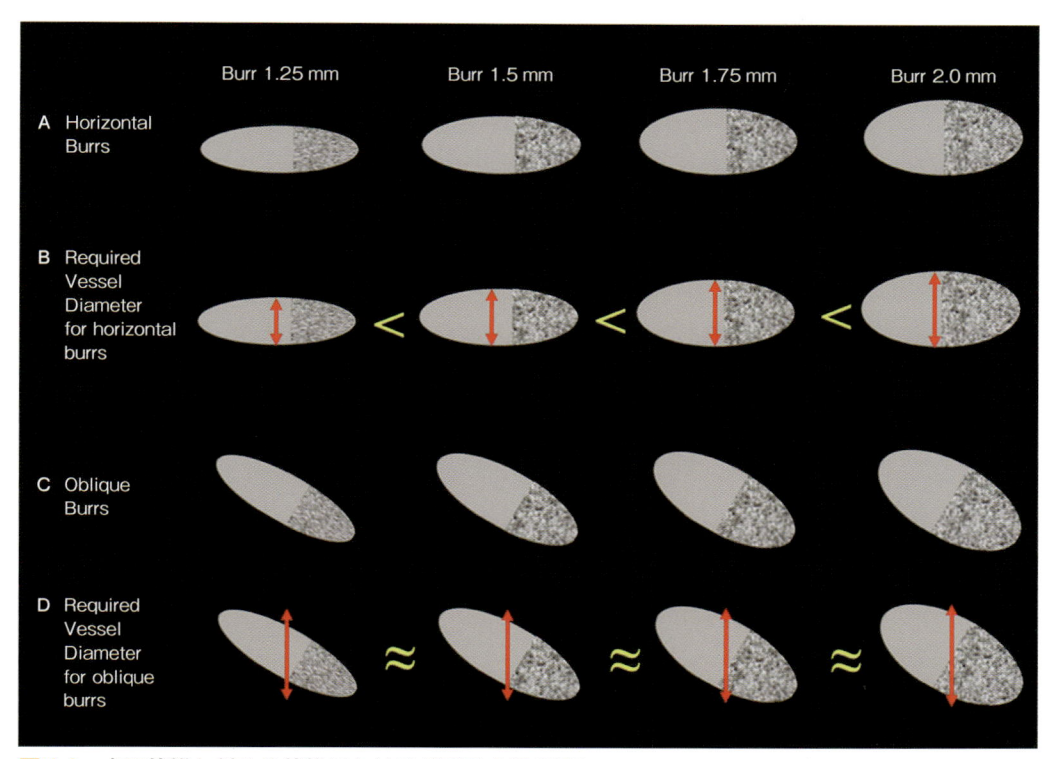

図14　水平状態と斜めの状態における必要最小径の違い
水平な位置でのバーと斜めになった位置でのバー．
A：それぞれのバーの短径は異なるが，長径はすべてのバーにおいて同じである．
B：水平にバーが通過するために必要な血管の直径は1.25 mm，1.5 mm，1.75 mm，2.0 mmのバーにおいて，それぞれ1.25 mm，1.5 mm，1.75 mm，2.0 mmとなる．
C：斜めの位置でのバー．
D：斜めの位置でのバーが通過するのに必要な血管直径は水平なバーが通過するのに必要な血管直径と異なる．それぞれのバーの長径が同じであるため，斜めの状態であればバーが通過するのに必要な血管直径は各バーでほぼ同じになる．

（Sakakura K, et al. Int Heart J 2017；58：279-282. より許可を得て転載）

のlong tipタイプを用いる）と，あまり必要でないという術者（たとえばLAD病変に対してJudkinsタイプを用いる）に分かれるが，穿孔後のbailoutを考慮すれば，バックアップはあるに越したことはない．個人的には術者がロータブレーターに習熟すればするほど，穿孔の確率を下げることができると思っているが，RotaWire™の断裂などは術者の技量だけではなく，運の

要素もあると考えられ，穿孔をゼロにすることは難しいと考える．したがって，穿孔は生じえるものと考え，穿孔への対処を常に念頭に置きながら手技をすることが重要と考えている．

c どうやって予防するか

予防法であるが，先に述べた4つの状況ごとに対策は異なると考えるので，それぞれについて記載する．

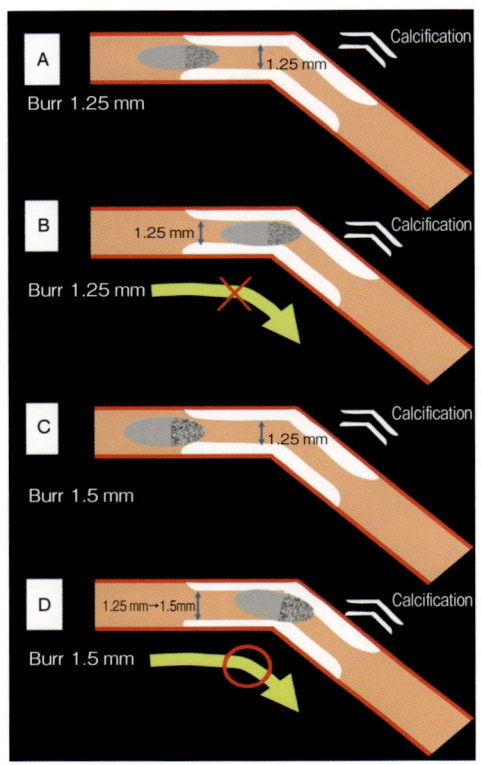

図15　なぜ1.25 mmよりも1.5 mmのほうが旋回しやすいのか

1.25 mmのバーが通過しなかった病変を1.5 mmのバーがなぜ通過したのかを説明するシェーマ
A：血管の直径が1.25 mmだったと仮定すると1.25 mmのバーは血管の直線部分を進むことができる.
B：しかし，1.25 mmのバーが斜めになるだけのスペースを1.25 mmバーは作ることができないため，屈曲部分で進まなくなる.
C：一方で，1.5 mmのバーは血管の直線部分を1.25 mmから1.5 mmに拡張しながら進む.
D：1.5 mmのバーは斜めになるだけのスペース（旋回するスペース）を近位部に作ったことで，屈曲部を通過することができる.
(Sakakura K, et al. Int Heart J 2017；58：279-282. より許可を得て転載)

1. 屈曲部を曲がり切れずにバーが外へ飛び出す穿孔

　このタイプの予防としては，まずはワイ

ヤーバイアスを最大限に考える必要がある．単純にRotaWire™ Floppyが良いか，Extra Supportが良いかというのは難しいが，基本的にはExtra Supportのほうが屈曲部をより緩やかにする（つまり屈曲を無理矢理まっすぐにする）力が働くため，LAD病変であれば，外側へ（大彎側へ）飛び出す可能性を減らすことができる．また，同じワイヤーでもより奥深くへ挿入することで，ワイヤーバックアップを強めることで屈曲部を緩やかにすることができるため有効であると考える．また，第5章でも述べたが，バー1.25 mmで屈曲部を曲がることができないときに，バー1.5 mmなら曲がることができることがある[12]．この現象はロータブレーターのバーはすべて長径が同じため，バーサイズが上がれば上がるほど，旋回しやすくなるという特性に由来している（**図14，15**）．バー1.25 mmかつExtra Supportを使用しているのに，あまり屈曲部でバーが石灰化にコンタクトしている印象がない場合などは，バー1.5 mmにサイズアップすることをむしろ検討する.

2. ガイドワイヤーバイアスによる穿孔

　これは，やはり曲がりの強い血管を無理矢理Extra Supportでまっすぐにしてしまうことで，強烈なワイヤーバイアスがかかり，differential cuttingが全く効かなくなり，健常部分を大きく削ってしまうことで生じる．予防としては，安易にExtra Supportを使用しないということがいえよう．しかし，上記の1.とこの2.を合わせると，「じゃあ，FloppyとExtra Supportのどっちが良いの？」という疑問が当然生まれる．これは，非常に重要なポイントで，ある局

面ではFloppyのほうがより危険で，別の局面ではExtra Supportのほうが危険となる．重要なことは，「私はFloppyしか使わない」とか「私はExtra Supportしか使わない」という考え方をなるべくやめて，臨機応変にFloppyとExtra Supportを使い分けることが重要ではないだろうか？ 筆者個人は，上記の1. と2. なら，2. のほうがより無意識に生じやすい穿孔（つまりバーを押しすぎているという意識がない）だと考えるため，迷ったらFloppyを使うことにしているが，Floppyを使用中にExtra Supportのほうがよいかなと考え，交換することはしばしばある．

3. バーがスタックしたのち，無理矢理引き抜くことで生じるパーフォレーション

これは，基本的にはバースタックの対処法の項を参考にされたい．まずはバーをスタックさせないことが重要であり，そのためには無理矢理強く押す等の手技をできるだけ避けることが重要である．また，スタックさせた場合には，より安全なbail-outを行う．バーをactivateさせて無理矢理引き抜くのは非常に危険である．

4. ガイドワイヤー断裂に伴うパーフォレーション

これもガイドワイヤーの断裂を避けることが最も重要であり，ガイドワイヤー断裂の項を参考にされたい．

文献

1) Sakakura K, Funayama H, Taniguchi Y, et al. The incidence of slow flow after rotational atherectomy of calcified coronary arteries：A randomized study of low speed versus high speed. Catheter Cardiovasc Interv 2017；89：832-840.
2) Otsuka F, Sakakura K, Yahagi K, et al. Has our understanding of calcification in human coronary atherosclerosis progressed？ Arterioscler Thromb Vasc Biol 2014；34：724-736.
3) Sakakura K, Ako J, Wada H, et al. Beta-blocker use is not associated with slow flow during rotational atherectomy. J Invasive Cardiol 2012；24：379-384.
4) Sakakura K, Momomura S, Fujita H. The RotaWire may be spinning in rotational atherectomy under the maximum rotational speed. Cardiovasc Interv Ther 2018.
5) Kaneda H, Saito S, Hosokawa G, et al. Trapped Rotablator：kokesi phenomenon. Catheter Cardiovasc Interv 2000；49：82-84；discussion 85.
6) Sakakura K, Ako J, Momomura S. Successful removal of an entrapped rotablation burr by extracting drive shaft sheath followed by balloon dilatation. Catheter Cardiovasc Interv 2011；78：567-570.
7) Sakakura K, Taniguchi Y, Tsukui T, et al. Successful Removal of an Entrapped Rotational Atherectomy Burr Using a Soft Guide Extension Catheter. JACC Cardiovasc Interv 2017；10：e227-e229.
8) Cunnington M, Egred M. GuideLiner, a child-in-a-mother catheter for successful retrieval of an entrapped rotablator burr. Catheter Cardiovasc Interv 2012；79：271-273.
9) Ellis SG, Ajluni S, Arnold AZ, et al. Increased coronary perforation in the new device era. Incidence, classification, management, and outcome. Circulation 1994；90：2725-2730.
10) Yamamoto S, Sakakura K, Funayama H, et al. Percutaneous coronary artery bypass for type 3 coronary perforation. JACC Cardiovasc Interv 2015；8：1396-1398.
11) Yamamoto K, Sakakura K, Taniguchi Y, et al. Trapping balloon technique for removal of the burr in rotational atherectomy. Int Heart J 2018；59：399-402.
12) Sakakura K, Taniguchi Y, Yamamoto K, et al. When a burr can not penetrate the calcified lesion, increasing burr size as well as decreasing burr size can be a solution in rotational atherectomy. Int Heart J 2017；58：279-282.

　ロータブレーターを安全に行うためには術者だけでなく，助手，臨床工学技士，看護師，放射線技師といったカテーテル室全体のバックアップが大切だと考えている．もちろん，術者のバー操作やカテーテル捌きが最も重要であることに異論はない．しかし，術者以外のスタッフがどれくらい集中しているかで合併症時の対応は変わってくると思っている．特にロータブレーターで大きなパーフォレーションが生じた際には高率に心タンポナーデになるし（バルーンで即座に血流遮断することが不可能なため），ひどいslow flowでST上昇が激しくなった際にはIABP等のメカニカルサポートが必要かもしれない．そのような一大事には，術者一人で対処するよりもカテーテル室のスタッフが一つにまとまってサポートをすることが患者の予後を悪くさせないために重要なのだと思う．

　また，筆者は自施設ではロータブレーターの指導的助手を行うことが多いが，その際にも術者と，どこをプラットホームにして，どのあたりまでアブレーションするかを細かく打ち合わせしている．イメージングデバイスの発達した現在のロータブレーターは術者の手の動きよりも，アンギオとIVUS（OCT）から得られる情報を整理し，適切なストラテジーを立てたり，途中で修正していくことがより重要と考えているので，術者でなくてもロータブレーターの安全性をマネージメントすることは可能と思っている．このような方針でロータブレーターに臨んでいるため，筆者はロータブレーターをする際に孤独を感じることはなく，チームで行っているということを実感しながら手技を行っている．

あとがき

　本書の内容とは直接の関係はありませんが，私は2012年7月から2年間，米国メリーランド州のCVPath Instituteという循環器病理専門施設で世界的に著名な循環器病理学者であるDr. Renu Virmaniのfellowとして留学していました．CVPathは病理専門施設であるが，分業が進んでおり，われわれfellowが病理スライドを作成する機会はありませんでした．専門技師が作成した病理スライドを読んだり，解析したりすることがわれわれfellowの仕事でした．そのため，2年間も留学していたのに，残念ながらH＆E染色すら自分では行うことができません．つまり，病理スライドを作る技術を学んでいないのです．一方で，Dr. VirmaniはTCTやEuroPCRの度に多くのlectureを行うことが多く，われわれfellowはそういったlectureで使用するパワーポイントのスライドをDr. Virmaniと一緒に作成する機会に恵まれました（これがfellowの最も重要な仕事だったと記憶しています）．Dr. Virmaniは病理の新しい概念を提唱したりする際にオリジナルのシェーマを用いることが多いのですが，それらのシェーマは特別なアプリを用いて作られるのではなく，汎用のパワーポイントを駆使してDr. Virmani自身が素晴らしいシェーマを作成していました．おそらくDr. Virmaniは聴衆が重要なポイントを理解しやすいように最初に自分の頭の中で複雑な事象を単純化し，パワーポイントの単純な図形描写に落とし込むという作業を行っていたのだと思います．この考え方および作業を学ぶことができたのは留学中の最大の財産であり，留学から帰国後は自身の講演のみならず，執筆したcase report, review article, original articleにオリジナルシェーマをできるだけ入れるようにしています．こういったオリジナルシェーマは論文の読者だけでなく，reviewerやeditorにも好意的に受け止められているようです．本書にも多くのパワーポイントで作成したシェーマを入れさせていただきました．「病理施設に2年間留学したが，病理スライドは全く作ることができません．しかし，パワーポイントスライドの作成は格段に上手く作れるようになりました．」とよく話をしますが，これは自虐ではなく自慢です．

索　引

坂倉建一（さかくら　けんいち）

【略　歴】
三重県伊勢市出身
平成11年自治医科大学卒業
三重県立総合医療センターでの初期研修を経て，三重県の地域医療・へき地医療に従事しつつ，自治医科大学附属さいたま医療センター循環器科で後期研修を行う．
平成20年7月より自治医科大学附属さいたま医療センター循環器科　助教
平成24年7月より米国CVPath, Institute（Dr. Renu Virmani）でresearch fellowとして2年間の留学．
平成26年10月より自治医科大学附属さいたま医療センター循環器科　講師
平成28年4月より自治医科大学附属さいたま医療センター循環器内科　准教授，現在に至る．

【所属学会および資格】
医学博士
日本内科学会（総合内科専門医）
日本循環器学会（循環器専門医）
日本心血管インターベンション治療学会（専門医）

【受賞歴】
アメリカ心臓病学会（ACC）YIA最優秀賞，日本高血圧学会YIA優秀賞など

検印省略

冠動脈疾患治療のための
ロータブレーター実践ガイド
合併症の予防と対策

定価（本体 4,500円＋税）

2018年 9 月 2 日　第1版　第1刷発行

編　者　坂倉 建一（さかくら けんいち）

発行者　浅井 麻紀

発行所　株式会社 文光堂
　　　　〒113-0033　東京都文京区本郷7-2-7
　　　　TEL（03）3813 - 5478（営業）
　　　　　　（03）3813 - 5411（編集）

© 坂倉建一，2018　　　　　　　　　　　　印刷・製本：真興社

乱丁，落丁の際はお取り替えいたします．

ISBN978-4-8306-1944-1　　　　　　　　　　Printed in Japan